Documents manquants (pages, cahiers...)

NF Z 43-120-13

Dr Gaston TROUVE
DE LA FACULTÉ DE MÉDECINE DE PARIS

ÉTUDE HISTORIQUE ET STATISTIQUE SUR LES PREUVES ANATOMO-PATHOLOGIQUES DE LA GUÉRISON DE LA TUBERCULOSE PLEURO-PULMONAIRE

La Tuberculose est la plus spontanément curable *des maladies chroniques.*

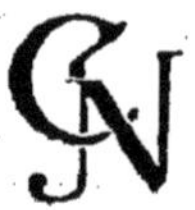

PARIS
C. NAUD, ÉDITEUR
3, RUE RACINE, 3

1903

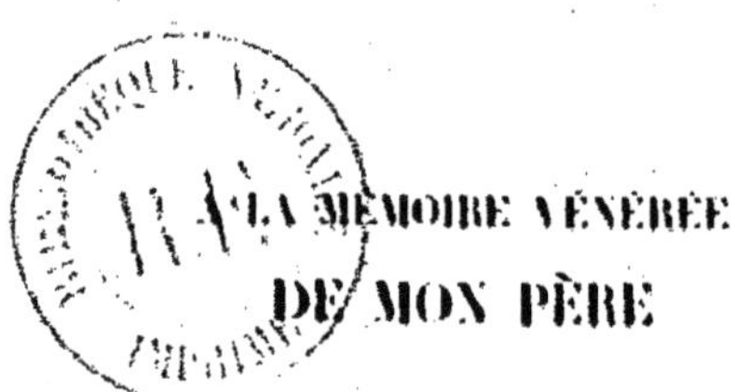

A LA MÉMOIRE VÉNÉRÉE

DE MON PÈRE

A LA MÉMOIRE GLORIEUSE

DE M. PAUL BERT

MORT POUR LA PATRIE, LE 11 NOVEMBRE 1886, A HANOÏ (TONKIN)

A MA MÈRE

MEIS ET AMICIS

A L'INSPIRATEUR DE CETTE THÈSE
MON EXCELLENT MAITRE

M. LE DOCTEUR MAURICE-LETULLE

PROFESSEUR AGRÉGÉ DE LA FACULTÉ
MÉDECIN EN CHEF DE L'HÔPITAL BOUCICAUT
OFFICIER DE LA LÉGION D'HONNEUR

En souvenir de sa précieuse collaboration
et de son inaltérable dévouement.

A MON PRÉSIDENT DE THÈSE

M. LE PROFESSEUR BRISSAUD

PROFESSEUR AGRÉGÉ DE LA FACULTÉ
MÉDECIN DES HÔPITAUX
CHEVALIER DE LA LÉGION D'HONNEUR

Hommage de ma profonde reconnaissance.

AVANT-PROPOS

Avant de quitter cette Faculté où nous avons passé le meilleur de nos années d'études et de notre jeunesse, ce nous est un plaisir vraiment agréable, jetant un regard en arrière, de pouvoir exprimer ici nos sentiments de bien vive reconnaissance et de profonde gratitude, à tous ceux, maîtres ou amis, qui ont bien voulu s'intéresser à nous.

C'est à M. le Dr Maurice Letulle, médecin en chef de l'hôpital Boucicaut, en qui nous avons toujours trouvé durant notre vie d'étudiant le meilleur des maîtres et le plus bienveillant des conseillers, que nous devons l'heureuse inspiration de notre sujet de thèse. — Il a bien voulu diriger nos efforts, nous éclairer de ses judicieux conseils, et nous lui sommes assurément redevable du meilleur de notre travail. Son aide efficace et sûre nous a toujours soutenu aux heures critiques de notre carrière médicale, — de la vie même. Nous saisissons avec empressement l'occasion qui s'offre à nous de le remercier du fond du cœur et nous sommes heureux de lui adresser l'hommage public de notre inaltérable reconnaissance, le témoignage de notre filiale affection.

Nous acquittons faiblement ici une pieuse dette de reconnaissance, en unissant dans une même pensée de gratitude émue, les noms de ceux qui prodiguèrent leurs soins à notre vénéré père, dont la mort prématurée troubla profondément les débuts de notre carrière médicale.

Nous voulons parler de MM. les Drs Morestin et Paul Riche, chirurgiens des hôpitaux, Wintrebert, ancien interne des hôpitaux, ancien aide d'anatomie à l'École pratique de la Faculté.

Nous adressons à M. le Pr Brouardel l'expression de notre vif attachement. Longtemps, avant de compter parmi ses élèves, nous avons été à même en des heures douloureuses déjà lointaines, mais dont le souvenir est gravé dans notre mémoire, d'apprécier personnellement son extrême bienveillance. Nous saisissons avec empressement cette occasion de lui manifester notre admiration la plus vive, nos sentiments les plus respectueux.

M. le Pr Cornil n'a pas seulement été pour nous un maître qui nous a beaucoup appris, il a bien voulu être encore le plus charmant des conseillers ; nous tenons à le remercier de l'appui que nous avons trouvé auprès de lui et à lui offrir publiquement nos plus respectueux hommages.

Nous adressons l'expression de notre profonde gratitude à ceux qui ont été nos maîtres dans les hôpitaux de l'année 1894 à l'année 1903 : MM. les Drs Périer et Picqué, chirurgiens des hôpitaux, Tuffier, chirurgien de l'hôpital Beaujon, dont nous avons été l'externe, en 1895 à la maison Dubois ; Pr S. Pozzi, chirurgien de l'hôpital Broca, dont nous avons eu la bonne fortune d'être l'externe en 1896 et qui a toujours suivi nos études avec un intérêt et une bonté qui ne se sont jamais démentis ; Dr MAMON, chef de clinique chirurgicale, chargé de consultation à l'Hôtel-Dieu, dont nous avons eu l'avantage de faire la connaissance pendant notre dernière année d'études et qui nous permettra de le remercier bien cordialement pour l'intérêt et l'amitié dont il a fait preuve à notre égard.

M. le Pr HARTMANN, chirurgien de l'hôpital Lariboisière, voudra bien agréer l'expression de nos bien sincères remerciements pour l'accueil bienveillant qu'il nous a toujours réservé.

Enfin, il est des maîtres, dont nous ne sommes pas connu, mais dont les écrits et les leçons orales assidûment suivis ont toujours exercé sur nous un charme tel que nous mettons à profit et avec plaisir cette occasion peut-être unique de leur manifester notre admiration.

Ce sont MM. Mathias DUVAL, DIEULAFOY, BRISSAUD, GILBERT, HUTINEL, GOSSET, GOUGET et BLANCHARD.

Nous exprimons encore notre affectueuse reconnaissance à nos premiers amis d'études, Dr Jean MONOD, médecin militaire, Dr Fernand BERNHEIM, ancien externe des hôpitaux, Dr DE CLÉRAMBAULT, ancien interne des asiles d'aliénés, ainsi qu'à nos amis Paul BERGERON, MOUCHOTTE et MAUREL, internes des hôpitaux ; ils ont toujours été prêts à nous rendre service.

M. le Pr BRISSAUD a bien voulu nous faire l'honneur d'accepter de présider la soutenance de notre thèse ; nous lui en sommes respectueusement reconnaissant.

INTRODUCTION

Il nous a semblé intéressant d'entreprendre, en regard des données actuelles de la microbiologie et de la pathologie expérimentale, *l'étude des preuves anatomo-pathologiques de la curabilité de la tuberculose pulmonaire.*

Notre thèse a donc principalement pour objet de démontrer la curabilité de la tuberculose — d'exposer les preuves anatomo-pathologiques de cette curabilité — de montrer la fréquence de cette affection, constatée en dehors des maladies tuberculeuses — d'établir enfin une statistique exacte des autopsies, faites pour d'autres affections que la tuberculose et comprenant les différentes localisations du processus de guérison.

Mais, avant d'entrer dans le sujet principal de notre étude, nous ferons rapidement l'historique des affirmations émises par un grand nombre d'anatomo-pathologistes français et étrangers, depuis le commencement du siècle dernier jusqu'à nos jours, sur les preuves indiscutables de la guérison de la tuberculose pulmonaire « *par les seules forces de la nature.* »

Nous aborderons ensuite l'étude anatomo-pathologique

des lésions de guérison, que nous ferons suivre de plusieurs observations entièrement inédites, et d'une statistique portant sur un total de 571 autopsies, faites *pour des affections autres que la tuberculose pleuro-pulmonaire.*

Nous aurions voulu faire une étude statistique beaucoup plus complète, et nous aurions parcouru pour cela tous les amphithéâtres de nos hôpitaux où l'on s'occupe tout particulièrement de l'anatomie pathologique : de même, nous désirions examiner parmi ces divers modes de guérison du processus tuberculeux les formes les plus intéressantes et nous les *aurions dessinées.*

Le temps nous a manqué pour le faire.

Nous continuerons nos études sur ce sujet, et nous comptons publier, plus tard, sous la direction de notre cher maître et ami M. le Dr Letulle, des données statistiques précises sur les divers points que nous avons négligés.

PREUVES ANATOMO-PATHOLOGIQUES

DE LA

CURABILITÉ DE LA TUBERCULOSE

HISTORIQUE

> Οὗτος ἢν ἐξ ἀρχῆς θεραπευθῇ ὑγιὴς γίνεται.
>
> (Le malade (phtisique), s'il est traité dès l'abord, guérit.)
>
> HIPPOCRATE, t. VII. Traduction de Littré, p. 77.

Nous avons choisi ces paroles d'Hippocrate comme épigraphe de ce chapitre, et nous y ajoutons les affirmations des médecins et des anatomo-pathologistes du siècle écoulé qui ont constaté, non pas exceptionnellement, mais fréquemment, des cas nombreux de guérison de la phtisie pulmonaire.

La notion de cette curabilité est donc bien ancienne, puisque Hippocrate lui-même en avait la conviction. Celse et Galien ont partagé son opinion ; leurs traités et leurs écrits nous l'apprennent.

Du ve au xe siècle, cette idée est battue en brèche. Tous les médecins croient la tuberculose mortelle, s'inspirant par là de cet autre passage du texte d'Hippocrate : « De toutes les maladies, la plus grande, la plus difficile et celle qui emporta le plus de monde fut la phtisie. »

Il faut venir jusqu'à l'école arabe pour retrouver

l'idée hippocratique. Il s'est rencontré depuis lors à toutes les époques, des hommes de grande valeur qui ont consacré leur existence entière à l'étude de cette maladie. Aussi peut-on dire que de toutes les affections connues jusqu'à nos jours, c'est peut-être celle qui a été la mieux étudiée, celle dont le cadre nosologique soit le plus complètement tracé.

Bien longtemps avant les études expérimentales de Villemin en 1865, bien longtemps avant la mémorable découverte de Koch, en 1882, qui nous révèle enfin l'agent pathogène de la phtisie pulmonaire, Laënnec fut un des premiers anatomo-pathologistes qui ne douta pas que la guérison de la tuberculose fût possible. Il en avait déjà décrit les lésions avec une étonnante intuition des découvertes futures, et dans son *Traité de l'auscultation médiale*, qui est un des chefs-d'œuvre de la science médicale française cet « homme de génie » (1) s'exprimait ainsi : « Un assez grand nombre de faits m'ont prouvé que, dans quelques cas, un malade peut guérir, après avoir eu dans les poumons des tubercules qui se sont ramollis et ont formé une cavité ulcéreuse (2). » Il écrivait encore : « Il est bien peu de cadavres qui ne présentent quelques traces de tuberculisation au sommet des poumons. »

Avant lui, Baillie et Bayle ; après lui, Andral, Bouillaud, Louis, Cruveilhier, Trousseau, et plus récemment Charcot, Potain, Hérard, Cornil, Grancher, Hanot

---

(1) DIEULAFOY. Manuel de pathologie interne, 7e édit., 1895, t. I, p. 262.

(2) LAENNEC. Traité de l'auscultation médiale, 1879, p. 381.

firent également l'étude de la tuberculose pulmonaire. Ils constatèrent que les tubercules peuvent en effet se développer au sommet du poumon, sans qu'aucun signe extérieur vienne en révéler l'existence. Ils observèrent la fréquence extrême de la *guérison spontanée de la tuberculose* (par les seules forces de la nature), et démontrèrent que « non seulement la phtisie est curable, mais encore qu'elle est curable dans toutes ces périodes ».

Vérité exacte, admise aujourd'hui par tout le monde et que, au commencement du siècle dernier, Jean Cruveilhier, essayait déjà de démontrer. Dans sa dissertation latine pour le concours d'agrégation de 1823, dont le sujet tiré au sort était ainsi conçu : « *An omnis pulmonum excavatio insanabilis ?* » — Sa conclusion fut celle-ci : « *Ergo, non omnis pulmonum, excavatio insanabilis !* » (Non, la tuberculose n'est pas une maladie incurable, même à la période des cavernes) (1).

A la fin de ce XIXe siècle si fécond en travaux anatomo-pathologiques, le plus grand maître de l'époque, l'immortel Charcot, sanctionnant de son autorité incontestable les vérités de Cruveilhier, affirmait que « la phtisie est *susceptible de guérir complètement et définitivement même à la période des cavernes* (2) ».

M. le Pr Grancher, par des recherches anatomo-pathologiques nombreuses, a éclairé de nos jours, le mécanisme de la guérison de la tuberculose pulmonaire, et dans les leçons classiques de cet éminent maître sur les affections

---

(1) Cruveilhier. Anatomie pathologique générale, t. IV, 1862.
(2) Charcot. Traité de médecine. Art : Phtisie pulmonaire.

de l'appareil respiratoire, nous lisons cette phrase aussi belle que consolante : « Nous affirmons *la curabilité naturelle du tubercule*, nous affirmons qu'au lieu d'être un néoplasme misérable et incapable d'organisation, *le tubercule tend naturellement à l'organisation fibreuse*, c'est-à-dire à *la cicatrisation* ou *guérison* (1). »

En dehors de ces données précises fournies à la science médicale française par les anatomo-pathologistes, la question a été longuement étudiée au-delà des frontières et nombreux sont les professeurs et anatomistes étrangers qui ont rapporté de fréquents exemples d'individus morts de toute autre affection que la tuberculose pulmonaire et chez lesquels des lésions tuberculeuses *guéries*, *calcifiées* ou *cicatrisées* ont été relevées au cours des autopsies.

Dans sa thèse inaugurale de 1900 sur les sanatoria (2), M. Knopf, médecin de Bellevue Hospital médical Collège de New-York, a consacré un chapitre très intéressant, touchant les preuves anatomo-pathologiques de la guérison de la tuberculose. Nous n'avons pu résister au désir d'en emprunter quelques passages, et nous les résumerons ici.

M. Fritz Strassmann, professeur de médecine légale à Berlin, s'exprime ainsi : « J'ai trouvé, très souvent, d'anciens foyers de tuberculose pulmonaire *cicatrisés* ou *crétacés*, chez des individus morts accidentellement. »

---

(1) Grancher. Leçons cliniques sur les maladies de l'appareil respiratoire, tuberculose et Auscultation, 1880, p. 245.

(2) Knopf. Les sanatoria. Édit. 1900, chapitre III.

M. le Pr James Goodhart, médecin de Guy's Hospital à Londres, m'écrivait : « Rien n'est plus fréquent que de trouver à l'autopsie d'individus morts d'autres affections, des traces évidentes d'une *ancienne phtisie guérie*, ou encore des *transformations calcaires*, dans les divers ganglions. Bien plus, dans beaucoup de cas de mort par tuberculose pulmonaire, on trouve des traces d'une *tuberculose antérieure guérie.* »

Nous ferons nous-même cette remarque en passant que, sur beaucoup de sujets, morts de phtisie pulmonaire ou de tuberculose généralisée et autopsiés à l'amphithéâtre de l'hôpital Boucicaut, nous avons observé fréquemment, au milieu des innombrables granulations récentes de tuberculose miliaire aiguë du poumon ou d'autres organes, *quelques tubercules crétacés* ou *calcaires* qui étaient la signature évidente et indélébile d'une *ancienne et première atteinte de tuberculose guérie spontanément*.

Ajoutons que ces cas spéciaux, appartenant aux décès par tuberculose pulmonaire, sont exclus de notre sujet et par conséquent ne comptent pas dans notre statistique.

M. le Pr James T. Whittacker, de Cincinnati, écrit à M. Knopf « qu'il est exceptionnellement rare qu'il ne trouve pas à toutes ses autopsies de poumons, des traces évidentes d'une tuberculose en voie d'évolution ou d'une tuberculose préexistante ».

Le Dr Nicolas, médecin en chef de l'hôpital de Neuchâtel (Suisse), écrit : « Il m'est arrivé de constater fréquemment, à l'autopsie, des cicatrices ardoisées avec ou sans noyaux crétacés au sommet des poumons », et il ajoute « mais faute de notes spéciales, je ne saurais en indiquer la proportion (1) ».

Enfin, en Russie, M. le Pr Lashowsky dont l'autorité est bien reconnue « estime qu'à l'œil nu on trouve la tuberculose dans le tiers des cadavres et qu'un examen minutieux la ferait voir dans presque tous plus ou moins développée ou cicatrisée, c'est-à-dire spontanément guérie (2) ».

Afin que notre travail présentât un intérêt plus grand, afin d'offrir sous son dernier jour, la question qui nous préoccupe, nous avons tenu à aller interviewer nous-même, à ce sujet, quelques-uns de nos maîtres. Nous ne saurions trop dire, puisque l'occasion s'en présente, combien nous leur sommes profondément reconnaissant des précieux renseignements qu'ils nous ont donnés, de la bienveillance avec laquelle ils nous ont toujours accueilli.

Sur la question : *Quelle proportion de tuberculoses méconnues ou guéries (cicatrisées ou calcifiées) avez-vous constatée dans les autopsies de sujets morts d'autres affections que la phtisie pulmonaire ?*

M. le Dr P. Brouardel, l'éminent professeur de médecine légale nous répondait :

« Rares entre 15 et 30 ans, période de la vie où la tuberculose pulmonaire fait ses plus grands ravages, on ne trouve généralement ces lésions de guérison, ces tuberculoses méconnues, que sur des cadavres d'individus âgés

---

(1) Fin des notes — relevées dans la thèse de M. Knopf — sur les sanatoria.

(2) Dr Constant-Rousseau. La phtisie sous un nouveau jour, p. 39, édit. 1901. Genève.

de 40 à 60 ans et habitant Paris depuis plus de dix années.

« D'après ma statistique de la Morgue, la proportion de tuberculoses de guérison, que j'ai rencontrée dans le cours de mes autopsies, s'élèverait à 30 pour 100, entre 40 et 60 ans, c'est-à-dire dans le 1/3 des cas et dans les 2/3 des cas, à partir de 70 ans. »

Rappelons, en passant, qu'en 1850, le Dr Nathalis Guillot rapportait le fait que dans la plupart des autopsies pratiquées sur des vieillards, il avait trouvé des tubercules pulmonaires guéris 60 fois pour 100.

M. le Pr Brouardel nous dit encore :

« On rencontre même de ces lésions tuberculeuses guéries, dans la première enfance. Ainsi, il est très fréquent de trouver dans les poumons de jeunes enfants, âgés de 5 à 10 ans, ayant le plus souvent succombé à de mauvais traitements ou à des actes de brutalité, des lésions cicatricielles, des placards de pneumonie ardoisée ou de sclérose anthracosique au sommet des poumons, lésions que l'on prend à tort comme conséquences des traumatismes et qui ne sont en réalité que des traces, quelquefois très minimes, d'une tuberculose antérieure spontanément guérie. »

M. le Dr Descoust, médecin légiste et collègue de M. Brouardel, interviewé sur le même sujet, nous a répondu :

« J'ai rencontré très souvent, dans les poumons de sujets autopsiés à la Morgue, des signes indéniables de tuberculose pulmonaire guérie. Ces lésions consistaient le plus souvent en cicatrices fibreuses rayonnées, larges quelquefois comme la paume de la main, cicatrices ayant amené le ratatinement du parenchyme pulmonaire, phénomène de même ordre que la rétraction du tissu cicatriciel dans les brûlures du 3e degré. Souvent aussi en faisant des coupes du poumon, j'ai trouvé des nodules calcifiés, crétacés, des tubercules plâtreux, de volume variable et quelquefois très nombreux. Je n'ai pas établi une statistique spéciale de ces lésions de guérison, mais je puis dire que l'on trouve généralement ces lésions chez des individus ayant dépassé l'âge moyen de la vie et succombant à toute autre affection que la tuberculose pulmonaire. »

M. le Pr Cornil nous répondait :

« Il est extrêmement fréquent de trouver à l'autopsie d'individus ayant succombé à d'autres affections que la tuberculose, des lésions cicatricielles au sommet des poumons, des tubercules de nature et de volume variables, des adhérences anciennes plus ou moins nombreuses, des symphyses pleurales ou péricardiques, localisées ou généralisées. A la Salpêtrière, notamment, on trouve presque toujours, en faisant l'autopsie de vieillards ayant succombé le plus souvent à des lésions de broncho-pneumonie, diverses lésions qui appartiennent à une époque bien antérieure de la vie et sont évidemment des lésions de guérison. D'après mes souvenirs, ajoute cet excellent maître, je sais que la proportion des lésions de guérison est très grande, mais faute de données précises, je ne saurais en indiquer l'exacte proportion qui, cependant, varie généralement entre 6 ou 7 cas pour 10 autopsies ».

MM. les Drs Brault, chef de laboratoire à l'École pratique, et Gombault, médecin des hôpitaux, nous ont répondu à peu près dans les mêmes termes et M. Gombault ajoute : « Je partage l'opinion du Pr Grancher, et je pense pouvoir affirmer que la tuberculose est une maladie très curable. »

Sans nous attarder plus longtemps sur les observations des médecins attachés aux asiles de vieillards nous citerons en dernier lieu les rapports de MM. les Drs Bard et Revilliod de Genève, et Vergely sur « les tuberculoses de guérison » au Congrès de médecine tenu à Montpellier en avril 1898. Rappelons enfin, le mémoire de F. Wolf, qui soutenait récemment qu'on trouvait dans presque la moitié des cadavres ces tubercules de guérison.

Examinant la question à un autre point de vue, nous avons été conduit à nous demander si ces mêmes tubercules crétacés, calcaires, caséo-plâtreux, guéris, ne possédaient pas encore une certaine nocivité, si ces foyers éteints quelquefois depuis longtemps, n'étaient pas capables de se rallumer sous l'influence de certaines causes, et d'occasionner inopinément des désordres inattendus ; si, en un mot, derrière le tubercule fibreux ou cicatrisé, le mal « n'était pas endormi », s'il ne pouvait pas s'éveiller encore ? Des recherches ont été entreprises à ce sujet.

En Allemagne, Kürbow, collaborateur de Bollinger, a pu constater que « les tubercules crétacés de guérison qui ont subi une transformation calcaire complète, ne sont pas virulents » (1).

Sur 100 cas de lésions d'apparence latente, il a montré par inoculation à des cobayes que 27 avaient perdu leur pouvoir infectieux. Mais il nous faut admettre que les 73 autres anciens foyers latents peuvent être capables dans

(1) Kürbow. *Arch. f. klin. med.*, 1889, fasc. V et VI.

certaines conditions défavorables à l'organisme de se rallumer à nouveau. Il faut se rappeler en effet que le bacille tuberculeux ne prospère que sur des terrains qui lui sont favorables, qu'il ne suffit pas d'un microbe pour faire un tuberculeux et qu'à côté des maladies il y a des malades qui moulent la matière morbide suivant leurs dispositions héréditaires ou acquises.

Picini, cité par M. Grancher, est arrivé par une autre méthode à des résultats identiques (1).

Ayant pris des ganglions lymphatiques sur des cadavres d'individus morts d'autres lésions que celles de la tuberculose, il a inoculé à des cobayes la pulpe de ces ganglions, broyée selon les procédés aseptiques. Dans 40 cas sur 100, les cobayes sont morts tuberculeux.

Enfin, en France, M. le Pr Déjerine n'a jamais pu trouver dans les foyers calcifiés, le bacille de Kock (2).

Abstraction faite de toutes les erreurs possibles, nous croyons avoir recueilli des documents suffisants et avoir vu nous-même des cas assez nombreux de tuberculose de guérison, pour répéter avec Carswell, en Angleterre, avec Strasmann et Goodhaart, en Allemagne, avec Laskowsky, en Russie, et ici, en France, avec Laënnec, Cruveilhier et Charcot que « l'anatomie pathologique n'a peut-être jamais donné de preuves plus décisives de la guérison d'une maladie, que celles qu'elle a fournies pour la phtisie pulmonaire (3) ».

---

(1) Grancher. *Bulletin médical*, 1895, p. 917.

(2) Déjerine. Recherche du bacille de Koch. *Compte rendu des séances de la Soc. de biol.*, 1884, nº 30.

(3) Carswell. Pathological Anatomy. London, 1838.

ASPECT ET DIVERS MODES DE GUÉRISON DU TUBERCULE PULMONAIRE

Tubercules fibreux, caséeux, caséo-platreux, anthracosiques, calcifiés, crétacés, enkystés de la plèvre, etc.

Nous allons examiner dans un instant les modes divers que suit la nature pour la réparation du désordre : et « si les tubercules appartiennent souvent à cette anatomie pathologique de destruction qui nous montre par quelles voies, lentes ou rapides, mais certaines, le corps humain est conduit à la mort, dans un *très grand nombre de cas*, ils appartiennent à cette *anatomie pathologique de restauration* qui établit par quelles voies le désordre est réparé (1) ».

Au Congrès de médecine interne, tenu à Montpellier en avril 1898, M. Bard (2) rappelant la variabilité des formes cliniques de la tuberculose a proposé une classification tirée de ses observations et de ses idées personnelles sur la complexité pathogénique des lésions tuberculeuses. Il les a classées en quatre groupes principaux, évoquant les formes classiques connues.

Le premier de ces groupes a été désigné par M. Bard,

---

(1) Cruveilhier. Anatomie pathologique, 32e livraison, p. 5.
(2) Bard. *Congr. de Montpellier* (in loc. cit.).

sous le nom de formes parenchymateuses de la tuberculose, comprenant les formes *abortives* et les formes *progressives*.

C'est aux formes *abortives* ou *cicatricielles*, seules, que se rattache l'objet de notre travail, et nous les désignerons sous le nom plus générique de *formes de guérison* ou de *formes de tuberculoses latentes guéries*.

Ainsi que l'a fait autrefois *Cruveilhier*, nous diviserons l'étude des tuberculoses de guérison en *cinq groupes principaux*, que nous classerons selon le mode de cicatrisation le plus fréquemment observé.

Voici quels sont ces groupes :

1er *groupe* : Guérison des tubercules par formation de tubercules anthracosiques (calcaires, crétacés, caséo-plâtreux, etc.) ;

2e *groupe* : Guérison par froncement ou par ratatinement (poumon frisé) ;

3e *groupe* : Guérison par induration mélanique ardoisée ;

4e *groupe* : Guérison par enkystement ;

5e *groupe* : Cavernes de guérison.

Mais avant d'entrer dans la description de ces divers modes de guérison, nous allons rappeler en deux mots ce qu'est un tubercule pulmonaire et quelles sont les transformations qu'il subit, pour aboutir à son processus de cicatrisation ou de guérison.

Processus de guérison du tubercule pulmonaire.

Le nodule tuberculeux ou tubercule proprement dit, est formé par la réunion de granulations tuberculeuses, petites nodosités, saillantes, arrondies, dures au toucher, grises ou jaunâtres, de très petit volume, qui répondent à l'unité macroscopique, granulations qui sont elles-mêmes formées par l'agglomération de granulations élémentaires plus petites, répondant à l'unité microscopique, les follicules tuberculeux.

Nous n'entrerons pas dans le détail des théories émises sur la structure anatomo-pathologique du follicule tuberculeux : nous rappellerons seulement ici les opinions de MM. Malassez, Metchnikoff et Cornil.

Pour MM. Malassez et Ch. Monod « le follicule tuberculeux a des caractères bien tranchés ; il est composé d'éléments qui ne sont nullement spécifiques : et quand on a fait la section de ce follicule, on trouve en son centre une cellule gigantesque, dont les éléments semblent plonger dans la substance du follicule » (1).

Or, nous savons que les corps étrangers et en particulier le bacille de Kock agissent dans la production des cellules géantes. « Lorsque les bacilles sont englobés par une cellule, la cellule s'hypertrophie, ou bien lorsqu'un petit amas de bacilles se trouve en contact avec des globules blancs, ceux-ci fusionnent par karyokinèse et constituent une cellule géante (2). »

Pour M. Metchnikoff, ce tubercule entre dans la conception générale de la phagocytose, c'est-à-dire dans la propriété que possèdent certaines cellules, surtout les cel-

(1) Malassez et Ch. Monod. *Arch. de physiologie*, 1878, p. 375.

(2) Cornil. La karyokinèse dans la tuberculose. Études sur la tuberculose, 1887.

lules mésodermiques et les leucocytes de digérer les microbes. « En un mot, les tubercules seraient composés d'une réunion de phagocytes d'origine mésodermique qui bientôt se transforment en cellules épithéliales et en cellules géantes (1). »

« En résumé, dit M. Dieulafoy, que les bacilles aient une origine exogène ou endogène, on peut dire que les tubercules se développent dans toutes les cellules de l'organisme composées de protoplasma et de noyaux, dans le parenchyme, dans les vaisseaux, dans le tissu conjonctif. »

Toutes ces productions tuberculeuses ont un caractère commun, mais non exclusif: elles subissent la dégénérescence caséeuse du centre à la périphérie. Mais là n'est pas toujours la terminaison fatale du tubercule ; nous savons qu'il peut se *calcifier*, se transformer en un *tissu de sclérose, devenir fibreux*, c'est-à-dire *inoffensif*.

Cette production de *tissu cicatriciel*, qui isole ainsi peu à peu le foyer tuberculeux ancien du reste du parenchyme pulmonaire est *un moyen de défense de l'économie*: c'est *sa part de spontanéité*.

Ce *procédé de défense*, commun à tous les tissus, constitue un *processus de guérison* : la lésion parasitaire s'isole, pour ainsi dire, des organes ambiants, et sa nocuité tend à s'éteindre progressivement.

L'enkystement des lésions bacillaires, dit M. le Dr Maurice Letulle, *fournit une des preuves aussi fréquentes qu'indiscutables de leur curabilité.*

Les tubercules anthracosiques du poumon et de la

---

(1) METCHNIKOFF. *Annales de l'Institut Pasteur*, 1889.

plèvre s'observent assez souvent à l'autopsie d'individus ayant succombé à une toute autre affection que la tuberculose pulmonaire.

On les diagnostique sans difficulté. Sur la plèvre, ce sont des *nodules*, des *petites masses noires*, *saillantes* à la surface de la séreuse, ou intimement *adhérentes* au parenchyme pulmonaire sous-jacent, dans lequel elles s'enfoncent peu profondément. La rétraction cicatricielle du centre du noyau tuberculeux produit souvent, à l'entour, des plissements radiés des tissus pleurétique et pulmonaire. Au doigt, le noyau est dur, saillant : il résiste à la pression : d'ordinaire il adhère à la plèvre pariétale par des tractus cellulo-vasculaires lâches.

Sur la coupe, on met à jour un *petit bloc* de *tissu noirâtre* ou *ardoisé*, *sec*, parfois *calcifié à son centre*.

Dans le voisinage de ces *tubercules de guérison*, il n'est pas rare d'observer, plus ou moins rapprochées de la plèvre, des bandes de *pneumonie ardoisée*, qui ne sont autre chose que des lésions chroniques et cicatrisées de pneumonie, bandes qui sont entourées d'emphysème cortical du poumon (*état frisé du sommet*).

Nous reparlerons dans un instant de ces deux dernières lésions: dont la première surtout, la *pneumonie ardoisée* est très fréquente.

Dans l'intérieur du poumon, les granulations tuberculeuses guéries et les petits tubercules sont presque toujours surchargés de poussières de charbon. On les reconnaît, de même, grâce à leur saillie sur la coupe, à l'aspect terne et sec de leur surface de section, enfin à leur dureté cartonnée, ligneuse ou calcaire.

Les *tubercules de guérison* proprement dits ont, avec des dimensions variables, un aspect tout différent des granulations tuberculeuses.

Dès qu'ils atteignent la grosseur d'un pois, d'une lentille, d'une fève, ils s'entourent d'une zone fibreuse, blanche ou ardoisée suivant les cas, d'une épaisseur variable et s'isolent plus ou moins du parenchyme.

D'autres fois, c'est *un noyau calcaire unique* ou *un conglomérat de granulations calcaires, blanchâtres, plâtreuses* ou grumeleuses qui sont tassées en dedans de la coque fibreuse.

Ces tubercules fibro-caséeux, fibro-calcaires, caséo-plâtreux, crétacés, des auteurs, sont d'un diagnostic facile. Nous les avons maintes fois observés nous-même dans le cours des autopsies.

« Parfois, et c'est dans le cas où la masse caséeuse a la sécheresse et la consistance du marron d'Inde crû, on découvre, au milieu du bloc caséeux et plus ou moins bien centrée par rapport à lui, une cavité bronchique, béante, perméable à l'air. »

Plus fréquents, sont les cas où on ne rencontre aucun canal aérien dans ces tubercules enkystés, imperméables à l'air.

Disons enfin que tout *tubercule de guérison* assez volumineux, tendant à la régression cicatricielle, déforme beaucoup les couches adjacentes du parenchyme pulmonaire. Les tractus fibreux, les travées fibroïdes et anthracosiques sont ici de règle. Elles rayonnent à l'entour de ce ou de ces tubercules anthracosiques et s'accroissent en raison du volume, du nombre et de la conglomération des tubercules enkystés.

Un gros tubercule, de la dimension d'une *noisette*, d'une *amande* ou d'un *œuf de pigeon*, se reconnaîtra à sa coque fibreuse d'enkystement, d'une épaisseur toujours notable. Ces gros tubercules enkystés du poumon, sont généralement solitaires. La matière caséeuse dont ils sont emplis, peut être d'une densité, d'une consistance et d'une pâleur des plus variables.

Ordinairement, lorsqu'on fait une coupe de la coque fibreuse du tubercule, on y trouve soit une purée pâteuse, caséeuse, soit des grumeaux plâtreux, soit des grains calcaires en tout comparables à ceux qu'on évacue en ouvrant certains gros ganglions scrofuleux de la région cervicale ou de la cavité abdominale.

Plus rarement, ces tubercules massifs renferment dans leur intérieur des masses calcaires, denses, dures ou friables, calculs rameux ou mûriformes dont la dureté parfois peut devenir extrême.

« Le tubercule dit de guérison est, nous l'avons vu plus haut, tantôt caséeux à son centre, entouré d'une coque fibreuse anthracosique, tantôt fibreux dans toute son étendue et dans ce dernier cas, tatoué profondément par les poussières charbonneuses. On peut y rencontrer des cellules géantes, semées elles-mêmes de poussières anthracosiques et stériles à l'ordinaire. Ces nodules anthracosiques, on les reconnaît lors de l'autopsie, mieux encore au toucher qu'à la vue : sur la coupe, ils ont l'aspect d'un noyau sec, dur, à la façon d'un fibrome, ou partiellement crayeux, toujours noirâtre, noir-bleuâtre, ardoisé (1). »

---

(1) Dr Maurice Letulle. Anatomie pathologique. Cœur Vaisseaux, Poumons, 1897. Ch. Tuberculose pulmonaire, p. 512.

Les bacilles y font régulièrement défaut (Déjerine. Recherches du bacille de Kock. In *loc. cit.*).

Un autre procédé de *guérison du tubercule, très commun dans les ganglions*, plus rare dans l'intimité du parenchyme pulmonaire, est la *calcification* (dégénérescence calcaire des auteurs).

Le bloc caséeux s'infiltre de sels de chaux, se dessèche, se rétracte et tend de la sorte partiellement à la résorption. Dans les stades les plus avancés toute la masse se réduit à quelques grains, jaunâtres ou blanchâtres, conglomérés de façon à former un véritable *calcul* irrégulier, mûriforme, rameux, enchatonné au milieu d'un noyau fibro-anthracosique, allant de la grosseur d'un pois à celle d'une noisette ou d'une aveline.

Tel est le *vrai tubercule de guérison.*

« Toutes les variétés intermédiaires, depuis la bouillie pâteuse ou caséo-plâtreuse des auteurs, jusqu'au noyau calcaire, dur à la façon du silex, peuvent se rencontrer sur le même poumon (1), ainsi qu'on le verra plus loin, dans un certain nombre d'observations inédites.

Tubercules enkystés de la plèvre. — « Il n'est pas rare, au-dessous des adhérences celluleuses anciennes ou récentes de la plèvre, dit encore M. le Dr Letulle, d'observer un semis de granulations tuberculeuses, devenues fibreuses, nacrées ou anthracosiques. Le feuillet viscéral montre le

---

(1) Cruveilhier lui-même le signalait dans le passage suivant « il arrive bien souvent qu'on trouve sur le même poumon tous les degrés de la tuberculisation depuis la granulation miliaire jusqu'aux cavernes de cicatrisation aux parois fibro-crétacées ».

mieux, à sa surface, les granulations en question : on les voit déposées, non dans l'épaisseur, mais à la surface de la séreuse. Ces cas, correspondent à la granulie pleurale « qui ne tue pas toujours. » L'ancienne lésion aiguë tuberculeuse, devenue chronique, peut même être en état de guérison (*tubercules de guérison*). Le microscope met en relief ces nodules fibrosés, miliaires ; ils sont exempts de bacilles et pauvres en cellules géantes ; ces dernières même sont devenues stériles, remplies de poussières charbonneuses.

D'autres fois des tubercules miliaires, noirâtres, anthracosiques, parsèment en nombre variable, la cavité pleurale.

La seule différence est que ces tubercules, plus gros que les granulations miliaires, sont transformés habituellement en *nodules charbonneux saillants*, et sont devenus autant de centres de rétraction pour les adhérences pleurales : celles-ci semblent se détacher d'eux et irradier dans tous les sens.

« Si ce tubercule atteint les dimensions d'un pois, d'une lentille, d'une noisette, on aura sous les yeux, un *tubercule enkysté de la plèvre*. Parfois même ces tubercules peuvent atteindre un volume considérable et contribuer à la formation d'un gros abcès caséeux, circonscrit ordinairement à la base du poumon (1). »

Tel est l'aspect général sous lequel se présente ordinairement le vrai tubercule de guérison. Mais il peut revêtir,

---

(1) Dr Maurice Letulle. Anat. patholog. du cœur, vaisseaux et poumons (in *loc. cit.*).

nous l'avons dit plus haut, diverses modalités que nous avons réparties en cinq groupes.

Nous allons les passer rapidement en revue.

Nous ferons suivre chacun d'eux d'un certain nombre d'observations choisies entièrement inédites, recueillies dans les cahiers d'autopsies dont les protocoles ont été dictés par notre excellent maître, aux amphithéâtres de Saint-Antoine et de Boucicaut.

Chacune de ces observations, outre la cause de l'affection qui a déterminé la mort, renferme les lésions tuberculeuses de guérison, appartenant à l'un des cinq groupes énumérés précédemment et nous avons fait inscrire ces lésions de guérison en *italique*, afin de mieux retenir l'attention des observateurs.

OBSERVATIONS

Ier GROUPE

GUÉRISON PAR TUBERCULES CALCAIRES, CRÉTACÉS, CASÉO-PLATREUX, ETC...

A ce groupe, le plus important de tous, car c'est peut-être celui qui est le plus fréquemment observé, appartient le *tubercule de guérison proprement dit*, dont nous venons de faire brièvement l'étude dans les quelques pages qui précèdent.

Les nombreuses observations que l'on va lire se rattachent à ce premier groupe : on y retrouvera le *tubercule de guérison* sous ses différentes variétés de grosseur et de composition, depuis le simple grain de mil jusqu'au volume d'une noisette, — depuis la bouillie caséo-plâtreuse jusqu'à la dureté calcaire. — On y rencontrera souvent, même, la concomitance d'autres lésions de guérison appartenant aux autres groupes précédemment énoncés.

HOPITAL BOUCICAUT

Protocoles des autopsies pratiquées par M. le Dr Letulle
Novembre 1897 à juin 1903. — Observations choisies.

Observation I (N° 7).

Dupuy, Clovis, 27 ans. Date du décès, 19 décembre 1897.

Causes de la mort. — *Pleurésie gauche avec épanchement.* Néphrite cantharidienne.

Lésions tuberculeuses latentes ou guéries.

Poumon droit. Adhérences anciennes celluleuses dans toute la hauteur. — *Le sommet* contient *quelques tubercules nodulaires anciens,* dont quelques-uns sont caséeux. — A la base, on trouve *quelques noyaux tuberculeux anciens de guérison, touchant à la plèvre.* — Congestion modérée du parenchyme. — Diaphragme au niveau de la partie moyenne de sa face supérieure correspondant à la base du poumon droit, contient un *abcès tuberculeux de la plèvre enkysté.*

Poumon gauche. — Recouvert de fausses membranes fibrineuses déjà anciennes, formant une couche épaisse. — *Au sommet, quelques tubercules caséeux, nodulaires anciens, entourés pour la plupart de lésions anthracosiques ardoisées.*

Périplasie pulmonaire complète.

Observation II (N° 16).

Moulinet, 37 ans. Date du décès, 26 janvier 1898.

Causes de la mort. — Endocardite ulcéreuse.

Lésions tuberculeuses latentes ou guéries. — On trouve dans le poumon droit, sous la plèvre, quelques *nodules anthracosiques très durs, saillants,* tubercules de guérison qui sont l'indice évident d'une ancienne tuberculose guérie. — Le reste du poumon est le siège d'une splénisation aiguë, intense. — On retrouve les mêmes lésions de splénisation dans le poumon gauche, mais moins accusées; les *lésions anciennes de guérison* sont identiques à celles du poumon droit.

Observation III (N° 21).

Diétrez, François, 72 ans. Date du décès, 4 février 1898.

Causes de la mort. — Dilatation chronique du cancer. *Épanchement pleurétique du poumon droit.*

Lésions tuberculeuses latentes ou guéries.—*Anciennes adhérences lâches* au niveau du bord externe de la crosse de l'aorte.

Foie cardiaque.

Poumon droit. — Au sommet même *existe un vieux tubercule de guérison.* — Épanchement séro-sanguinolent dans la plèvre droite. — Lésion chronique remarquable du lobe inférieur.

Poumon gauche. — Sain.

Ulcérations duodénales et stomacales.

Appendice entouré d'adhérences anciennes, perméable.

Observation IV (N° 42).

Perrot, Marie, 46 ans. Date du décès, 11 mai 1898.

Causes de la mort. — Affection mitrale. Lymphangite infectieuse secondaire du membre inférieur gauche.

Lésions tuberculeuses latentes ou guéries. — Cœur énorme. — Péricarde adhérent, par suite d'une symphyse ancienne celluleuse.

Poumon droit. — *Adhérences celluleuses anciennes, très abondantes et très fortes* au niveau de la plèvre médiastine. Enchondrome, à la partie moyenne du lobe inférieur. Le lobe supérieur est *anthracosique.* — Le sommet est le siège d'une *pneumonie ardoisée.* — De place en place, dans ce sommet, on trouve *quelques vieux tubercules caséeux*, indices d'une ancienne poussée de tuberculose guérie. — On en rencontre également *quelques-uns* dans le lobe inférieur.

Poumon gauche. — En arrière et au niveau du lobe inférieur on trouve une *masse calcaire de la grosseur d'un gros pois.* Il s'agit là d'un vieux *tubercule de guérison.* — Enfin le sommet gauche est le siège d'une *légère pneumonie ardoisée,* et on trouve *quelques noyaux calcifiés dans les ganglions sus-bronchiques du poumon droit.*

Observation V (N° 47).

Chinguioux, 67 ans. Date du décès, 1er juin 1898.

Causes de la mort. — Dilatation du cœur. Urémie.

Lésions tuberculeuses latentes ou guéries. — Surcharge graisseuse de face antérieure du cœur droit.

Cœur énorme très dilaté.

Poumon droit. — Larges adhérences au sommet et au niveau de la plèvre interlobaire. — On trouve au sommet de *vieux îlots de pneumonie ardoisée,* sous-jacents à des îlots pleurétiques.

Poumon gauche. — Congestion modérée de la base. Pas de tubercules appréciables, mais *quelques adhérences anciennes au sommet.*

Observation VI (N° 59).

De Méric de la Tournerie, Hélène, 67 ans. Date du décès, 21 juin 1898.

Causes de la mort. — Néphrite chronique. Urémie. Anthrax de la nuque.

Lésions tuberculeuses latentes ou guéries.

Poumon droit. — Emphysème. — Pas d'adhérences. Au hile, on trouve un ganglion *dur très anthracosique* (tubercules de guérison).

Poumon gauche. — Vieilles adhérences au sommet ; pas de tubercules appréciables.

Observation VII (N° 4).

Ragiot, 67 ans. Date du décès, 4 décembre 1897.

Causes de la mort. — Pyélo-néphrite chronique. Hypertrophie de la prostate.

Lésions tuberculeuses latentes ou guéries.

Poumon droit. — Emphysème. Congestion du lobe inférieur. — Pas de tubercules au sommet.

Poumon gauche. — *Adhérences étendues de la plèvre* au diaphragme et au péricarde. — *Nombreuses adhérences* à la convexité du lobe inférieur. — *Sommet très adhérent* offrant des traces de *pneumonie chronique ardoisée.* — A la partie inférieure, on trouve *quelques noyaux tuberculeux caséeux de la grosseur de petits pois.*

Les ganglions du hile sont notablement *anthracosiques.*

Indices certains d'une ancienne tuberculose latente guérie.

Observation VIII (N° 87).

Geravet, Victorine, 26 ans. Date du décès, 27 octobre 1898.

Causes de la mort. — Sténose mitrale. Péricardite tuberculeuse.

Lésions tuberculeuses latentes ou guéries. — *Symphyse cardiaque tuberculeuse.*

Poumon droit. — Congestion et carnification notable ; friabilité exagérée ; pas d'autres lésions.

Le *poumon gauche* présente les mêmes caractères, mais on trouve au *sommet un petit noyau calcaire, vieux tubercule de guérison,* indice d'une ancienne poussée tuberculeuse pulmonaire guérie.

Rate. — Vieux placard de périsplénite fibreuse, sans trace de tubercules appréciables.

Observation IX (n° 93)

Deville-Lavellis, 33 ans. Date du décès, novembre 1898.

Causes de la mort. — Empoisonnement par laudanum et liniment chloroformé. Mort quelques heures après l'accident.

Lésions tuberculeuses latentes ou guéries. — Putréfaction avancée du sujet.

Poumon droit. — Le lobe supérieur offre des lésions de pneumonie très reconnaissables. — Au sommet, on note de *vieilles cicatrices de guérison* et au milieu de ces cicatrices, *quelques petits foyers caséeux.* — Lobe inférieur offre un bloc de pneumonie récente.

Poumon gauche. — *Quelques tubercules anthracosiques nodulaires du lobe supérieur* (tubercules de guérison).

Emphysème de ce même lobe.

Observation X (n° 100)

Nortier, Pauline, 57 ans. Date du décès, fin novembre 1898.

Causes de la mort. — Entérite tuberculeuse.

Lésions tuberculeuses latentes ou guéries. — En réalité : cancer du côlon. — Foie bilobé par malformation au niveau du hile.

Poumon gauche. — Emphysème atrophique généralisé. — *Nombreuses adhérences anciennes* aux deux lobes du poumon. — Au sommet, on trouve de *vieilles adhérences fibreuses* et un foyer de *pneumonie corticale.* — On y note *quelques nodules anthracosiques.* — Les ganglions du hile sont peu volumineux, mais *durs.*

Poumon droit. — Présente les mêmes lésions. Emphysème moins accusé qu'à gauche. La plupart des noyaux anthracosiques ont leur centre occupé par un *petit nodule calcaire, caséeux* ; ce sont là des tubercules de guérison (preuves d'une tuberculose ancienne guérie).

Observation XI (n° 1).

Gagé, Pauline, 24 ans. Date du décès, 1er décembre 1898.

Causes de la mort. — Venue de la maternité. Septicémie puerpérale. Phlegmon du bras. Avortement.

Lésions tuberculeuses latentes ou guéries. — *Un ganglion sous-trachéo-bronchique* du médiastin postérieur *est calcifié* (tubercule de guérison).

Poumon droit. — *Ganglion tuberculeux calcifié* (foyer tuberculeux ancien). Adhérences de la plèvre. — Congestion intense du lobe inférieur.

Poumon gauche. — Les *adhérences pleurales* sont à peu près générales, mais plus intimes pour la plèvre diaphragmatique.

Au sommet, on trouve plusieurs petits foyers tuberculeux calcifiés. — Même état de congestion de la base que pour le poumon droit.

Observation XII (n° 6).

Jacquinot, F., 82 ans. Date du décès, 6 décembre 1898.

Causes de la mort. — Encéphalite. *Pneumonie unilatérale.*

Lésions tuberculeuses latentes ou guéries.

Poumon droit. — Emphysème généralisé. — Peu d'adhérences. — *Anthracose ancienne* modérée (*poumon tigré*). — Au sommet, on trouve un *tout petit tubercule ancien de guérison* et dans la languette du lobe supérieur, *quelques vieux tubercules caséeux de la grosseur d'une noix.*

Le *poumon gauche* offre de *nombreuses adhérences anciennes* dans toute la hauteur. — Broncho-pneumonie du lobe inférieur. — Le lobe supérieur est parsemé de placards qu'on peut difficilement reconnaître pour des tubercules guéris.

Encéphalite dans la région de la scissure de Sylvius.

Autres lésions : appendicite oblitérante.

Diverticule du duodénum (para-valérien).

Diverticule et varices de l'œsophage.

Observation XIII (nº 16).

Bernard, Jules, 57 ans. Date du décès, 15 janvier 1899.

Causes de la mort. — Néphrite chronique. Hypertrophie cardiaque.

Lésions tuberculeuses latentes ou guéries. — *Adhérences anciennes nombreuses* à la base du poumon gauche ; à droite, ces *adhérences*, anciennes également, sont *considérables* et très adhérentes.

Ganglions anthracosiques au hile, quelques-uns sont *calcaires* dans le médiastin.

Il y a là coïncidence de lésions tuberculeuses pulmonaires certaines et qui ont guéri spontanément, sans aucun signe clinique extérieur.

Observation XIV (Nº 24).

Leray, Julie, 18 ans. Date du décès, 28 juin 1899.

Causes de la mort. — Fièvre typhoïde. Hémorragie intestinale.

Lésions tuberculeuses latentes ou guéries.

Poumon droit. — *Adhérences anciennes dans toute la hauteur.* Au hile, on y trouve *un gros ganglion calcaire, tubercule ancien* de guérison. — Base congestionnée.

Poumon gauche. — Larges placards de broncho-pneumonie au lobe inférieur.

L'intestin offre de nombreuses lésions produites par la dothiénentérie.

Observation XV (Nº 26).

Ménager, Émile, 34 ans. Date du décès, 17 mars 1899.

Causes de la mort. — Anévrisme de l'aorte. Hémoptysie foudroyante.

Lésions tuberculeuses latentes ou guéries.

Le *poumon droit* offre au sommet une *petite adhérence ancienne*, et l'on trouve dans le parenchyme, *un tubercule de guérison ancien de la grosseur d'un pois.* — Parenchyme hyperhémié et emphysème modéré du lobe inférieur.

Poumon gauche. — Même état emphysémateux. On découvre au niveau de la plèvre interlobaire un *petit tubercule ancien sous-pleural de guérison.*

Lésions anévrismales de l'aorte et lésions de péri-appendicite chronique.

Observation XVI (N° 30).

Labiche, 60 ans. Date du décès, 6 avril 1899.

Causes de la mort. — Varices de la jambe. Hémorragie mortelle.

Lésions tuberculeuses latentes ou guéries. — Les deux poumons présentent des lésions identiques : *adhérences anciennes* dans toute l'étendue de l'organe. *Anthracose considérable, nodulaire,* et aux deux sommets quelques *vieux tubercules anthracosiques,* indices d'une tuberculose antérieure guérie.

Petit angiome hépatique (lobe droit) de la grosseur d'une noisette.

Observation XVII (N° 4).

Roullian, Eugénie, 56 ans. Date du décès, 12 mai 1899.

Causes de la mort. — Néphrite chronique. Suicide par Co ?

Lésions tuberculeuses latentes ou guéries.

Poumon droit. — Le lobe supérieur est emphysémateux ; on y trouve un *petit tubercule fibreux,* indice d'une lésion tuberculeuse guérie.

Poumon gauche. — Sans adhérences. Au sommet on note un *gros tubercule caséeux, de la grosseur d'un noyau de cerise,* sous-pleural et sans adhérences.

Rein *droit.* — La capsule est adhérente et ne s'enlève pas facilement.

Rein *gauche.* — Montre à sa surface quelques dépressions cicatricielles et quelques kystes dans le parenchyme.

Appendice complètement atrophié, réduit à un mince cordon fibrineux.

Observation XVIII (N° 8).

Lang, 35 ans. Date du décès, 22 mai 1899.

Causes de la mort. — Urémie. Néphrite. *Broncho-pneumonie.*

Lésions tuberculeuses latentes ou guéries. — Hypertrophie considérable du ventricule gauche.

Poumon droit. — *Au sommet, rétraction très apparente de la plèvre,* au-dessous de laquelle le parenchyme pulmonaire un peu atélectasié, cache une *cicatrice caséo-calcaire grosse comme un petit pois.* — A la face interne de ce même sommet, on trouve *un autre nodule calcaire.*

Lobe supérieur : congestion intense.

Lobe inférieur : emphysémateux et îlots de broncho-pneumonie, avec hépatisation très apparente du parenchyme.

Poumon gauche. — Le sommet présente le *même aspect froncé avec quelques nodules anthracosiques anciens, nettement tuberculeux.* — On y trouve un beau *tubercule caséeux de guérison* de la grosseur d'une grosse noisette, entouré d'une mince couche fibreuse. Lésions de broncho-pneumonie conglomérée dans le reste du lobe supérieur.

Observation XIX (N° 10).

Zam. Jacques, 65 ans. Date du décès, 28 mai 1899.

Causes de la mort. — Érysipèle du cuir chevelu et de la face.

Lésions tuberculeuses latentes ou guéries. — Lésions de néphrite chronique ancienne.

Poumon droit. — *Au sommet* on y trouve *quelques adhérences.* — Et, au-dessous de la plèvre, dans les lobes supérieur et inférieur, on note *quelques tubercules calcifiés* de guérison.

Au niveau de la plèvre interlobaire, on trouve un autre *noyau tuberculeux ancien* de la *grosseur d'une noisette.* — Emphysème modéré du reste du poumon.

Poumon gauche. — *Adhérences pleurales.* — Congestion de la base qui renferme *quelques petits tubercules anthracosiques.*

L'appendice est collé derrière le cœcum et il est oblitéré au niveau de son embouchure.

Observation XX (N° 20).

Gatien, Eugène, 52 ans. Date du décès, 14 juin 1899.

Causes de la mort. — Apoplexie cérébrale.

Lésions tuberculeuses latentes ou guéries.

Poumon droit. — On note une énorme adénopathie sous-trachéo-bronchique. — Au niveau de la plèvre interlobaire, dans le haut du lobe inférieur droit, on trouve *une masse calcaire,* entourée de tissu emphysémateux, et quelques *adhérences anciennes,* au milieu desquelles on trouve *quelques îlots de tubercules anciens,* lésions évidentes de tuberculose ancienne guérie.

Poumon gauche. — Paraît sain.

L'autopsie a démontré que l'apoplexie cérébrale s'est produite au niveau de la couche optique droite avec inondation ventriculaire, chez un *ancien tuberculeux guéri,* atteint d'hypertrophie cardiaque et d'athérome.

Observation XXI (N° 27).

Richard, François, 74 ans. Date du décès, 1er juillet 1899.

Causes de la mort. — Cancer de l'œsophage soupçonné atteint de bacillose du poumon droit, bien qu'on n'ait pas trouvé de bacilles dans les crachats.

Lésions tuberculeuses latentes ou guéries. — Au-dessus du cardia se trouve un cancer annulaire s'étendant le long de l'œsophage sur une longueur d'environ 5 centimètres.

Poumon droit. — *Adhérences anciennes.* — Emphysème considérable du lobe inférieur avec quelques travées *fibreuses anthracosiques.*

Poumon gauche. — *Vieilles adhérences étendues* et généralisées. — *Pneumonie marginale ardoisée, traces de* tuberculose ancienne.

L'appendice est très petit, et paraît atrophié dans toute son étendue. Envahissement cancéreux secondaire du foie.

Observation XXII (N° 35).

Gravoleit, Victorin, 18 ans. Date du décès, 16 avril 1899.

Causes de la mort. — Fièvre typhoïde, broncho-pneumonie.

Lésions tuberculeuses latentes ou guéries. — Outre les ulcérations typhoïdes du cæcum et de l'appendice, outre les lésions de broncho-pneumonie double à la période d'hépatisation rouge, on trouve, au poumon gauche, *quelques adhérences anciennes,* au niveau de la plèvre interlobaire, et dans le lobe supérieur du poumon droit on rencontre un *tubercule caséeux, ancien, de la grosseur d'un noyau de cerise;* ce sont là des indices certains d'une vieille lésion tuberculeuse guérie.

Observation XXIII (N° 36).

Desplaud, Victor, 52 ans. Date du décès, 12 juillet 1899.

Causes de la mort. — Ataxie locomotrice progressive.

Lésions tuberculeuses latentes ou guéries.

Poumon droit. — *Vieilles adhérences* étendues. Noyau de broncho-pneumonie grise à la base. — *Quelques tubercules crétacés au sommet (tubercules de guérison).*

Poumon gauche. — Broncho-peumonie à la base. — Adhérences anciennes au sommet qui renferme un placard de *peumonie ardoisée* (lésion tuberculeuse de guérison).

Lésions nombreuses du tabes, dans la moelle et dans l'encéphale du sujet.

Observation XXIV (N° 37).

Arthlieb, Marie, 50 ans. Date du décès, 13 juillet 1889.

Causes de la mort. — Cancer de l'estomac.

Lésions tuberculeuses latentes ou guéries. — Foie légèrement [illegible]otique. — Estomac présente une énorme ulcération à 4 cent[illegible]ètres du pylore, et qui s'étend de la grande à la petite courbure. Le pylore lui-même paraît légèrement épaissi.

Les deux poumons sont faiblement congestionnés à leur base; et au *sommet* du poumon gauche on trouve un *petit tubercule crétacé* (tubercule de guérison).

Observation XXV (N° 47).

Allier, Jean, 63 ans. Date du décès, 4 octobre 1899.

Causes de la mort. — Dilatation du cœur. Lésion valvulaire mitrale. Mort à la suite d'une attaque d'hémiplégie gauche.

Lésions tuberculeuses latentes ou guéries. — *Adhérences anciennes aux deux poumons,* surtout à gauche. — *Quelques tubercules caséeux* au sommet du poumon gauche. — Le reste du poumon est emphysémateux et on y note quelques placards de pneumonie à la période d'hépatisation rouge.

Poumon droit. — *Adhérences celluleuses anciennes.* — Lobe supérieur légèrement carnifié, et renfermant *quelques tubercules crétacés* de guérison. (Tuberculose latente guérie.)

Cœur très volumineux. — Lésions de coronarite chronique.

Encéphale: Ilots d'encéphalite, hémorragie aiguë, récente.

Observation XXVI (N° 63).

Naudin, François, 37 ans. Date du décès, 20 décembre 1899.

Causes de la mort. — Grippe infectieuse. Appendicite secondaire.

Passé en chirurgie : Laparotomie exploratrice droite. Trois ponctions du foie. Mort.

Lésions tuberculeuses latentes ou guéries. — Séro-réaction post-mortem négative. — Culture du sang : négative à 48 heures.

L'appendice est *normal*, libre d'adhérences, logé dans un espace rétro-cœcal ancien, constitué par de vieilles adhérences.

Perforation intestinale au niveau de l'intestin grêle. — Pancréas accessoire à 7 centimètres au-dessus de l'ampoule de Water (Dr M. Letulle).

Enfin, *Poumon droit*, offre des *adhérences nombreuses dans toute sa hauteur*, et dans le lobe supérieur, on y trouve disséminés *quelques tubercules anciens anthracosiques* (tuberculose de guérison), qui sont des preuves d'une ancienne tuberculose méconnue et guérie.

Observation XXVII (N° 67)

Houdet, Claire, 71 ans. Date du décès, 24 décembre 1899.

Causes de la mort. — Cancer latent de l'estomac. Dacryocystite double suppurée.

Lésions tuberculeuses latentes ou guéries.

Poumon droit. — Pleurésie séro-fibrineuse. Emphysème énorme des lobes supérieur et moyen. Deux noyaux cancéreux secondaires sous-pleuraux. Sommet intact.

Poumon gauche. — *Adhérences pleurales.* Pas de traces de tuberculose dans le poumon. Mais, la preuve d'une ancienne tuberculose latente guérie est fournie par l'existence d'un *petit ganglion sous-bronchique calcifié* (tubercule de guérison).

Cancer gastrique.

Observation XXVIII (N° 68).

Plessis, 47 ans. Date du décès, 24 décembre 1899.

Causes de la mort. — Hémorragie cérébrale.

Lésions tuberculeuses latentes ou guéries. — Énorme hémorragie cérébrale dans l'hémisphère droit.

Poumons. — *Droit*: Adhérences généralisées. — Hyperhémie considérable du parenchyme. — Deux foyers caséeux de la plèvre. — *Gauche*: au sommet on note un *vieux foyer fibreux anthracosique.* — On trouve *quelques tubercules* en voie de *calcification.* (Traces évidentes d'une lésion tuberculeuse ancienne guérie.)

Observation XXIX (N° 72).

Droes, Marie, 60 ans. Date du décès, 30 décembre 1899.

Causes de la mort. — Pneumonie gauche.

Lésions tuberculeuses latentes ou guéries. — A l'ouverture de l'abdomen, on constate de nombreuses et *anciennes adhérences périhépatiques,* surtout au niveau du lobe droit. — Au-dessous de l'une d'elles, on trouve *un gros tubercule calcifié,* de la dimension d'un gros pois. — *Adhérences périgastriques,* lâches, à la face inférieure du foie, et d'une longueur de 3 à 5 centimètres.

Poumon gauche. — Siège de pneumonie à période hépatisation rouge. Au sommet, *petit placard de pneumonie ardoisée* (lésion tuberculeuse guérie).

Poumon droit. — *Adhérences pleurales généralisées.* Sommet, siège d'une *pneumonie chronique fibreuse,* d'origine tuberculeuse, *sans nul doute.* Dans ce sommet, on trouve, en effet, *un grain, calcifié, anthracosique et blanchâtre,* qui n'est autre chose qu'un tubercule de guérison.

Observation XXX (N° 77).

Bulot, Eugénie, 59 ans. Date du décès, 26 janvier 1900.

Causes de la mort. — Hypertrophie cardiaque. Asystolie terminale.

Lésions tuberculeuses latentes ou guéries.

Le *poumon droit* présente quelques adhérences, au niveau de la languette antérieure qui est très emphysémateuse.

Poumon gauche. — Emphysème du sommet, au milieu duquel on trouve *quelques vieux tubercules nodulaires,* caséeux, bien enkystés (tubercules de guérison).

A la base, le poumon est adhérent à la plèvre diaphagmatique, sur une largeur de 3 centimètres.

Lésions de néphrite double parenchymateuse, récentes.

Observation XXXI (N° 78).

Veuve Bonnet, Cécile, 70 ans. Date du décès, 25 janvier 1900.

Causes de la mort. — Lymphangite gangréneuse érysipélateuse de la jambe. Sénilité.

Lésions tuberculeuses latentes ou guéries. — Lésions anciennes d'endocardite pariétale.

Poumon gauche. — Emphysème du lobe supérieur. On y trouve quelques noyaux *caséeux anciens,* tuberculeux, disséminés.

Le lobe inférieur renferme un grand nombre de *petits îlots d'anthracose interlobulaire. Rares adhérences pleurales.*

Poumon droit. — Même aspect. *Mais plusieurs des noyaux anciens sont crétacés, ce sont de vrais tubercules de guérison,* preuves d'une vieille lésion tuberculeuse, méconnue et guérie.

Hydronéphrose du rein gauche.

Observation XXXII (N° 88).

Zandu, Annette, 50 ans. Date du décès, 17 février 1900.

Causes de la mort. — Pneumonie.

Lésions tuberculeuses latentes ou guéries.

Le *poumon droit* est atteint de *pneumonie plane* (M. Dr Letulle).

Le *poumon gauche,* présente des *adhérences anciennes, éten-*

dues à toute la hauteur. — Au sommet on y trouve un petit *noyau anthracosique (tubercule de guérison).* — Œdème notable du lobe inférieur. — Ganglions du hile anthracosiques, non calcifiés.

Le péritoine est très adhérent dans toute son étendue; ces adhérences sont pleuro-péritonéales. — A la surface de l'anse oméga on rencontre *deux masses calcaires, de la grosseur d'un petit pois*; ce sont très probablement de *vieilles lésions tuberculeuses enkystées,* et ayant subi la transformation crétacée; ce seraient en un mot, deux tubercules de guérison (nodules calcaires péritonéaux).

Observation XXXIII (N° 89).

Vinnétry, Ezéchiel, 68 ans. Date du décès, 17 février 1900.

Causes de la mort. — Pneumonie ou congestion pulmonaire (entré mourant à l'hôpital; mort avant d'être couché).

Lésions tuberculeuses latentes ou guéries.

Poumon gauche. — Congestionné dans toute sa hauteur. — Pas de traces de broncho-pneumonie.

Poumon droit. — *Adhérences.* — Organe très hyperhémié. — Pas de tubercules au sommet; mais près du hile, on trouve un *noyau anthracosique ancien.* — Très probablement tubercule de guérison. — Preuve évidente d'une vieille poussée de tuberculose guérie. — Ce noyau est du volume d'un *petit pois.*

Observation XXXIV (N° 90).

Dumont, Émilie, 81 ans. Date du décès, 21 février 1900.

Causes de la mort. — Pneumonie droite.

Lésions tuberculeuses latentes ou guéries.

Poumon droit. — *Adhérences anciennes de toute la hauteur,* et à la face diaphragmatique postérieure. Sur la coupe le poumon montre une hépatisation grise avancée du lobe supérieur. — Le sommet, respecté, présente un *épaississement cartilaginiforme de la plèvre* à ce niveau qui recouvre un ilôt de *pneumonie ardoisée ancienne. — Une partie de ce poumon ardoisé a une consistance calcaire.* Lobe inférieur droit, hépatisation grise. — Lobe moyen, plaques de pleurésie médiastine fibrineuse récente.

Poumon gauche. — Aucune adhérence. Le sommet porte *une plaque cartilaginiforme,* au-dessous de laquelle on découvre *une mince bordure de pneumonie ardoisée.* — Les ganglions du hile des deux poumons, sont *anthracosiques.* — Lésions diverses et évidentes d'une tuberculose *latente guérie.*

Observation XXXV (N° 91).

Qu'hen, Virginie, 38 ans. Date du décès, 22 février 1900.

Cause de la mort. — Cirrhose alcoolique. Erysipèle de la face. Péritonite aiguë récente (reconnue à l'autopsie).

Lésions tuberculeuses latentes ou guéries. — Quelques adhérences celluleuses, lâches et anciennes, allant de la partie moyenne de la face inférieure du foie à la face antérieure de l'estomac. — Lésions de pelvi-péritonite tuberculeuse et de périgastrite chronique.

Poumon gauche. — Quelques *adhérences anciennes* fixent le lobe inférieur au diaphragme. — Rares également sont les adhérences de la plèvre interlobaire. — *Les ganglions sus-bronchiques sont anthracosiques* et *calcifiés (tubercules de guérison).* — A la surface de la plèvre, on trouve *un petit nodule ancien, anthracosique* mais non calcifié.

Poumon droit. — A la surface de la plèvre droite, on trouve au contraire, *plusieurs nodules anthracosiques durs, anciens.*

Observation XXXVI (n° 100).

Pelot, Pierrette, 43 ans. Date du décès, 11 mars 1900.

Causes de la mort. — Cancer de l'estomac.

Lésions tuberculeuses latentes ou guéries. — Ulcère simple de la grosse tubérosité de l'estomac. — *Symphyse cardiaque, complète.* — Nombreuses *adhérences anciennes au-dessous de la rate.*

Poumon droit. — Emphysème du bord antérieur. Au sommet *vieux tubercule caséifié de guérison.* — *Anthracose* du poumon et des ganglions.

Poumon gauche. — Anthracose. Adhérences seulement à la base. *Bandes fibreuses cicatricielles au sommet,* sans traces de tubercules.

Observation XXXVII (N° 103).

Brugnaux, Gustave, 34 ans. Date du décès, 22 mars 1900.

Causes de la mort. — Dysenterie chronique.

Lésions tuberculeuses latentes ou guéries.

Poumon droit. — Au sommet, emphysème et *pneumonie ardoisée.* Au milieu de ces lésions récentes et anciennes, existent *des foyers caséeux durs et secs,* lésions tuberculeuses anciennes également.

Poumon gauche. — Quelques adhérences pleurales au sommet. — Ce sommet outre l'existence d'un *vieux tubercule de guérison, calcifié,* situé au niveau du bord inférieur du lobe supérieur, est le siège d'un *placard de pneumonie ardoisée,* au centre duquel se trouvent *deux îlots tuberculeux crétacés.* Un *quatrième tubercule de guérison* se rencontre au-dessus du hile.

Les lésions dysentériques occupent la totalité du gros intestin, y compris le rectum, et la totalité de l'iléon, et ces lésions sont d'autant plus larges qu'on se rapproche de l'anus.

Observation XXXVIII (N° 109).

Montalamont, 69 ans. Date du décès, avril 1900.

Causes de la mort. — Rétrécissement mitral. Asystolie.

Lésions tuberculeuses latentes ou guéries. — Énorme dilatation du cœur droit.

Poumon droit. — Pas d'adhérences, induration du lobe supérieur. — Œdème modéré de la base, dans laquelle on rencontre un *gros tubercule (crétacé, ancien) de la grosseur d'une noisette.*

Poumon gauche. — Deux adhérences au niveau de la plèvre médiastine. — Emphysème du lobe supérieur.

Estomac. — A 5 centimètres de la région pylorique, on trouve 6 à 8 ulcérations anciennes, irrégulièrement arrondies, taillées à pic.

L'appendice est oblitéré dans toute son étendue.

Observation XXXIX (N° 115).

Fritz, Amélie, 49 ans. Date du décès, 13 avril 1900.

Causes de la mort. — Néphrite chronique.

Lésions tuberculeuses latentes ou guéries. — Lésions de néphrite chronique double et d'hypertrophie cardiaque consécutive. — Malformation hépatique.

Poumon droit. — Pleurésie séro-purulente. — Au-dessous de la plèvre viscérale, on trouve *plusieurs nodules tuberculeux anciens, secs, anthracosiques.* — *Adhérences anciennes* des lobes inférieur et moyen. — *Quelques ganglions du hile* sont anthracosiques, *quelques-uns calcifiés.*

Poumon gauche. — Sommet sain. — *Adhérences anciennes* à la partie inférieure du lobe supérieur. — Au lobe inférieur, sous la plèvre interlobulaire, on rencontre *quelques tubercules anciens de guérison anthracosiques.* — Abcès de l'épiploon.

Lymphangite suppurée de face antérieure de l'estomac.

Observation XL (N° 121).

Rouqui, Raymond, 28 ans. Date du décès, 20 avril 1902.

Causes de la mort. — Néphrite chronique. Anasarque.

Lésions tuberculeuses latentes ou guéries. — Reins énormes et dégénérescence graisseuse très accusée de la substance corticale. — Lésions légères de péricardite.

Poumon droit. — A la partie inférieure du lobe moyen, on trouve *un gros tubercule crétacé de la grosseur d'un pois* (tubercule de guérison). — Œdème et congestion du lobe supérieur. — Au hile, on note *un ganglion anthracosique avec un petit tubercule crétacé.*

Poumon gauche. — Pas de lésions anciennes, mais épanchement ascitique considérable, sans fausses membranes.

Appendice rétracté en cor de chasse.

Observation XLI (N° 128).

Dallongeville, Élisa, 80 ans. Date du décès, 2 mai 1900.

Causes de la mort. — Néphrite. Hémiplégie. Ramollissement cérébelleux.

Lésions tuberculeuses latentes ou guéries.

Le *poumon droit*, emphysémateux, est légèrement congestionné à la partie postérieure de son lobe inférieur. — *Cicatrices au sommet, dans lequel on rencontre un grand nombre de tubercules crétacés.*

Le poumon gauche présente quelques adhérences de la plèvre médiastine. — Le long du *bord antérieur* et au *sommet* de l'organe, on trouve *un grand nombre de tubercules crétacés.* — Ce sommet est très emphysémateux et à 2 centimètres de la plèvre diaphragmatique et à 1 centimètre du bord postérieur du poumon, on *découvre un très gros tubercule de guérison.* — Lésions évidentes d'une ancienne bacillose guérie.

Observation XLII (N° 138).

Piot, Aimé, 40 ans. Date du décès, 12 mai 1900.

Causes de la mort. — *Pneumonie alcoolique.*

Lésions tuberculeuses latentes ou guéries.

Poumon droit. — Adhérences anciennes disséminées. — Siège d'une pneumonie récente, fibrineuse, respectant le lobe supérieur.

Poumon gauche. — Au sommet, on note une *vieille lésion*

cicatricielle tuberculeuse, de la grosseur d'un *noyau de cerise,* au centre de laquelle on trouve, malgré l'anthracose, quelques îlots jaunâtres, caséeux. — Le reste du poumon est *œdématié.*

OBSERVATION XLIII (N° 147).

Pourtan, Bernard, 50 ans. Date du décès, 27 mai 1900.

Causes de la mort. — Symptômes de tuberculose pulmonaire.

En réalité : *cancer de l'estomac.*

Lésions tuberculeuses latentes ou guéries. — Tumeur cancéreuse, pré-pylorique, de la grosseur d'une petite mandarine et occupant presque toute la circonférence de l'estomac. — Lymphangite cancéreuse des parois.

Poumon droit. — *Adhérences anciennes* au sommet. — Pleurésie fibrineuse récente. — Lobe supérieur œdématié est infiltré de nombreuses granulations tuberculeuses et on trouve sur une coupe, un *petit nodule caséeux ancien (tubercule de guérison).*

Poumon gauche. — Vieilles adhérences généralisées. — Au *sommet,* caverne de la grosseur d'une mandarine et au-dessus du hile, un *ganglion calcifié.* — Ce sont là des traces évidentes d'une poussée antérieure de tuberculose guérie, mais dont les foyers se sont rallumés plus tard, sous l'influence de (*minor locus resistantiæ*).

OBSERVATION XLIV (N° 150).

Lebras, Guillaume, 44 ans. Date du décès, 5 juin 1900.

Causes de la mort. — Néphrite chronique. Anasarque. Urémie.

Lésions tuberculeuses latentes ou guéries.

Poumon droit. — Peu d'adhérences. — Rares adhérences à la base et au sommet. — *Un tubercule calcaire de la grosseur d'une noisette* y est rencontré avec des granulations dans le voisinage.

Poumon gauche. — A la partie postérieure du sommet gauche, on trouve deux *petits nodules anthracosiques.* — Ces nodules, *noirs et saillants, durs* sont des reliquats *de lésions tuberculeuses guéries.* — Outre des lésions cicatricielles de néphrite chronique, on trouve un néoplasme de l'œsophage (cancer) à 11 centimètres au-dessus du cardia.

Observation XLV (N° 154).

Fourbet, Constant, 60 ans. Date du décès, 9 juin 1902.

Causes de la mort. — Néphrite chronique. Urémie.

Lésions tuberculeuses latentes ou guéries. — On remarque au *poumon droit,* un *épaississement fibroïde ancien de la plèrre, au sommet.* — Anthracose notable des ganglions du hile, l'un d'eux est ramolli (*tubercule de guérison*).

Poumon gauche. — Adhérences anciennes, à toute la hauteur du lobe inférieur. — Œdème considérable du lobe supérieur. — Au sommet, on note un *petit placard de pneumonie ardoisée,* mais qui au lieu d'être noirâtre est d'un blanc jaune, parsemé de gris.

L'appendice est atrophié.

Observation XLVI (N° 158).

Allain, Virginie, 50 ans. Date du décès, 21 juin 1900.

Causes de la mort. — *Pneumonie.* Parotidite suppurée chez *un ancien tuberculeux guéri.* Alcoolisme chronique.

Lésions tuberculeuses latentes ou guéries.

Poumon droit. — *Adhérences pleurétiques anciennes généralisées.* — Le sommet du lobe supérieur présente *quelques cicatrices fibreuses anciennes, ardoisées.* — Un *gros tubercule caséeux,* de la grosseur d'une noisette, se trouve dans le voisinage. — Enfin au *milieu de la pneumonie ardoisée on trouve un noyau calcaire ancien de la grosseur d'un grain de chènevis.* — Dans le lobe inférieur, on trouve *deux autres foyers caséeux*, tubercules anciens de guérison.

Dans le *poumon gauche* on trouve les mêmes lésions, avec des traînées fibreuses anthracosiques au sommet, et quelques foyers caséeux anciens disséminés.

Observation XLVII (N° 163).

Deutscher, Antoine, 55 ans. Date du décès, 4 juillet 1900.

Causes de la mort. — Hémorragie cérébrale avec inondation ventriculaire.

Lésions tuberculeuses latentes ou guéries.

Poumon droit. — *Adhérences pleurales anciennes,* sommet et moitié inférieure. — *Traversé de nombreuses cicatrices fibreuses anciennes* retrouvées dans une coupe de portion postérieure. — *Les ganglions du hile sont anthracosiques.* — *Un ganglion péribronchique droit est calcifié.* — Démonstration de la nature tuberculeuse des lésions broncho-pneumoniques.

Poumon gauche. — Présente également de nombreuses preuves d'une ancienne tuberculose guérie, et au sommet on trouve en plus une petite *plaque de pneumonie ardoisée.*

Observation XLVIII (N° 193).

Pitois, Jean, 60 ans. Date du décès, 10 novembre 1900.

Causes de la mort. — *Pneumonie droite. Méningite tuberculeuse* aiguë des vieillards.

Tuberculose de la prostate (démonstration à l'autopsie).

Lésions tuberculeuses latentes ou guéries. — Le poumon *gauche*, est très congestionné dans toute son étendue. Adhérences généralisées. — Nombreuses taches anthracosiques. — *Placard de pneumonie ardoisée sèche, au sommet.* — *Ganglions* du hile, *secs, durs,* sans trace de matière caséeuse. (Indices certains d'une ancienne tuberculose de guérison.)

Le *poumon droit* présente les mêmes anciennes lésions de

guérison, mais est le siège d'une pneumonie interstitielle diffuse, à la période d'hépatisation rouge.

Ilots de granulie miliaire tuberculeuse dans la scissure de sylvius gauche.

3 tubercules caséeux infiltrés dans le lobe gauche de la prostate.

Observation XLIX (N° 197).

Devaux, Louise, 71 ans. Date du décès, 18 novembre 1900.

Causes de la mort. — Ancienne *diabétique. Broncho-pneumonie en voie de suppuration.* Hémiplégie déjà ancienne.

Lésions tuberculeuses latentes ou guéries.

Poumon droit. — Emphysème généralisé avec anthracose modérée.

Poumon gauche. — Quelques *adhérences anciennes au sommet* gauche, et *un nodule de guérison calcifié,* au niveau de la partie moyenne du bord postérieur du lobe inférieur. — Ce *tubercule de guérison* est situé au-dessous de la plèvre et il est entouré d'une zone anthracosique.

Ilots nombreux de broncho-pneumonie dont quelques-uns en voie de suppuration.

Lésions cicatricielles de néphrite chronique et lésions récentes d'endocardite aiguë.

Observation L (N° 202).

Levillaire, Louise, 48 ans. Date du décès, 25 novembre 1900.

Causes de la mort. — Hémorragie cérébrale.

Lésions tuberculeuses latentes et guéries.

Poumon droit. — Très congestionné. — Au sommet, on trouve un *tubercule crétacé de guérison.* — Les ganglions du hile sont petits et anthracosiques.

Poumon gauche. — Même état congestif. — *Tubercule*

crétacé au sommet, mais beaucoup plus petit que celui du poumon droit. — Gros comme une tête d'épingle. — Ce n'en est pas moins là un indice précieux qui permet de reconnaître *l'existence d'une tuberculose antérieure guérie.*

Observation LI (N° 207).

Hablot, Catherine, 65 ans. Date du décès, 8 décembre 1900.

Causes de la mort. — *Aortite chronique.* — Hémoptysie, ayant fait penser à un anévrisme probable de l'aorte. Pneumonie chronique.

Lésions tuberculeuses latentes ou guéries.

Poumon gauche. — *Vieux tubercules anthracosiques et caséeux au sommet,* formant une masse de la grosseur d'une mandarine. — *Adhérences anciennes du lobe supérieur.* — Congestion et splénisation œdémateuses.

Poumon droit. — *Pneumonie plane anthracosique.* — Adhérences anciennes pleurales.

Foie. — 2 *kystes* communiquant ensemble, existent sur la face supérieur du lobe droit, et sont de la grosseur d'une noisette.

Épaisissement fibreux du péritoine et de la capsule d'enveloppe.

En résumé : *Pneumonie plane anthracosique, chez une ancienne tuberculeuse* ; — présentant, en outre, trois ulcérations intestinales, ne ressemblant pas à première vue à des ulcérations tuberculeuses.

Observation LII (N° 209).

Dhorue, Désiré, 56 ans. Date du décès, 16 décembre 1900.

Causes de la mort. — Aliénation mentale.

Lésions tuberculeuses latentes ou guéries. — Emphysème du bord antérieur du poumon droit. — Congestion du lobe inférieur. — Pas de tubercules au sommet. — Mais les *ganglions du hile sont petits — et anthracosiques* (tubercules de guérison).

Pas de lésions macroscopiques importantes ; l'individu est vraisemblablement mort de faim.

Observation LIII (N° 210).

Rouyer, 70 ans. Date du décès, 18 décembre 1900.

Causes de la mort. — Hémiplégie droite ancienne avec ictus récent.

Lésions tuberculeuses latentes ou guéries. — Lésions peu marquées d'endocardite ancienne.

Poumon droit. — Au sommet *dépression cicatricielle ancienne,* quelques *adhérences, quelques foyers tuberculeux,* caséeux et *anthracosiques.* — Reste du poumon est splénisé et renferme des ilots de broncho-pneumonie.

Poumon gauche. — Emphysème lobe supérieur au sommet : quelques adhérences anciennes. *Un petit tubercule calcaire* ancien, au niveau de la face interne, et *un autre* au niveau de la plèvre interlobaire, à la face inférieure du lobe supérieur. *Un gros ganglion calcifié* sus-bronchique. (Adénopathie similaire). Preuves évidentes d'une ancienne poussée de tuberculose guérie.

Appendice est entouré d'adhérences celluleuses anciennes, paraît sain.

Observation LIV (N° 223).

Labaye, Marie, 63 ans. Date du décès, 8 janvier 1901.

Causes de la mort. — Affection valvulaire mitrale. *Pneumonie aiguë,* méningite.

Lésions tuberculeuses latentes ou guéries.

Le *poumon droit,* à première vue, offre l'aspect du poumon cardiaque. Symphyse pleurale interlobaire. *Un petit ilot de pneumonie ardoisée au sommet.* — A ce niveau la *coque pleurale est très épaissie.* (Tuberculose de guérison). Sclérose anthracosique.

De place en place, dans le parenchyme, on rencontre quelques nodules d'origine tuberculeuse, dont plusieurs sont *anthracosiques.*

Poumon gauche. — *A son sommet,* on trouve *un tubercule calcaire ancien.* Au hile, des ganglions sont anthracosiques. — Adhérences celluleuses anciennes. Appendice est oblitéré dans sa partie initiale.

Foie : gras.

Observation LV (N° 228).

Chapron, Marie, 94 ans. Date du décès, 13 janvier 1901.

Causes de la mort.— Sénilité. *Broncho-pneumonie des vieillards.*

Lésions tuberculeuses latentes ou guéries.

Poumon droit. — A la partie inférieure du bord antérieur on trouve *deux ou trois tubercules crétacés.* — Au hile, un gros ganglion bronchique anthracosique, présente également dans son épaississement *un tubercule crétacé.*

Poumon gauche. — Foyers nombreux de broncho-pneumonie en voie de suppuration.

Observation LVI (N° 236).

Duvaux, Virginie, 48 ans. Date du décès, 29 janvier 1901.

Causes de la mort. — *Pneumonie alcoolique.*

Lésions tuberculeuses latentes ou guéries.

Poumon droit. — *Sommet frisé. Nombreuses cicatrices anthracosiques et quelques nodules calcifiés* (tubercules de guérison). — Toute la partie inférieure du poumon est le siège de pneumonie, avec période d'hépatisation rouge.

Poumon gauche. — *Quelques vieux tubercules crétacés au sommet,* mêmes lésions que dans le poumon droit.

Observation LVII (N° 237).

Daniel. Date du décès, 31 janvier 1901.

Causes de la mort. — Dilatation du cœur. Tuberculose primitive du foie *guérie*. Emphysème.

Lésions tuberculeuses latentes ou guéries. — Le foie est ferme, très dur, résistant au doigt (cirrhose). — Au niveau d'une grosse veine sus-hépatique, on voit *un vieux nodule tuberculeux, fibreux*, ancien, guéri.

Poumon droit.— Au sommet, *adhérence ancienne* au niveau du bord postérieur. Sur une coupe verticale, on tombe dans une *vieille caverne tuberculeuse* complètement détergée et logée au milieu d'un parenchyme fibreux anthracosique, *bourré de granulations tuberculeuses anciennes* dont quelques-unes ont une couleur subictérique, d'autres noirâtres ou grises, toutes de nature cicatricielle.

Le *poumon gauche* offre des lésions identiques, plus accusées peut-être encore, et donnant au toucher une *impression de dureté considérable*. — Un grand nombre de ganglions cervicaux sont caséeux. Appendice, long, couché sous le cæcum. Il présente *un tubercule caséeux gros comme un pois* dans la muqueuse. Placard fibrineux formé dans le rectum, à la surface d'un vieil ilot tuberculeux guéri.

(Observation très belle au point de vue de la variété des lésions tuberculeuses de guérison.)

Observation LVIII (N° 238).

Emmanuel, 62 ans. Date du décès, 31 janvier 1901.

Causes de la mort. — Néphrite chronique. Hypertrophie du cœur.

Lésions tuberculeuses latentes ou guéries.

Poumon droit. — Atélectasié par hydrothorax ancien. Ganglions du hile *anthracosiques durs, calcaires, secs, crétacés*. Audessous de la plèvre on aperçoit *quelques nodules tuberculeux anthracosiques* (tubercules de guérison), preuve évidente d'une ancienne poussée de tuberculose guérie (Dr Letulle).

Observation LIX (N° 271).

Michonlet, Marie, 67 ans. Date du décès, 14 mars 1901.

Causes de la mort. — Péricholécystite suppurée. Cancer probable de l'estomac.

Lésions tuberculeuses latentes ou guéries.

Poumon droit. — Petite adhérence du lobe supérieur. *Épaississement fibroïde de la plèvre.* Petite bande de *pneumonie ardoisée au sommet. Un vieux tubercule calcifié* à la partie antérieure du lobe inférieur contre la plèvre interlobaire. Emphysème du lobe supérieur.

Poumon gauche. — Congestion et œdème de la base. Lobe supérieur atteint d'emphysème. *Un vieux tubercule sous-pleural* au sommet. Quelques adhérences pleurales interlobaires. *Nombreuses adhérences fibreuses anciennes,* entre le diaphragme et le foie.

Vieilles adhérences recouvrent la vésicule biliaire et font adhérer le duodénum à la face inférieure du foie.

L'appendice est complètement oblitéré et de vieilles adhérences le relient au cæcum (face postérieure).

Observation LX (N° 277).

Chabeaud, Julienne, 28 ans. Date du décès, 20 mars 1901.

Causes de la mort. — *Broncho-pneumonie infectieuse.* Manifestations encéphalo-méningées.

Lésions tuberculeuses latentes ou guéries.

Poumon droit. — Splénisation du poumon. — Broncho-pneumonie (période d'hépatisation grise). Bronchioles remplies de pus. *Un placard de pneumonie ardoisée au sommet,* indice d'une ancienne lésion tuberculeuse guérie.

Poumon gauche. — Quelques placards de splénisation. Broncho-pneumonie nodulaire en voie d'hépatisation grise. *Pas de tubercules* au sommet.

Observation LXI (N° 285).

Picanel, René, 63 ans. Date du décès, 3 avril 1901.

Causes de la mort. — Cancer de l'estomac. Tumeurs cancéreuses multiples secondaires (adénomes).

Lésions tuberculeuses latentes ou guéries.

Poumon droit. — Au sommet, en arrière, à 3 centimètres, on trouve un vieux *noyau caséeux* gros comme un pois et à la partie supérieure du lobe *un second noyau calcaire*; de vieilles adhérences pleurales se rencontrent au lobe inférieur. — Ilot de broncho-pneumonie (partie inférieure du lobe supérieur). — Emphysème considérable de languette antérieure, sans œdème.

Poumon gauche. — Emphysème considérable de languette antérieure avec un énorme œdème au sommet. — *Pas de tubercules dans ce sommet,* mais *un des ganglions du hile est calcifié, crétacé,* indice d'une lésion tuberculeuse ancienne (Dr M. Letulle).

Observation LXII (N° 294).

Huyard Delphine, 70 ans. Date du décès, 16 avril 1901.

Cause de la mort. — Néphrite chronique. Ramollissement cérébral.

Lésions tuberculeuses latentes ou guéries.

Poumon droit. — Adhérences anciennes le long du bord antérieur. — Au sommet, *placard de pneumonie ardoisée un peu jaunâtre.* — Un des ganglions du hile est terne, gris, offrant l'aspect *d'un tubercule de guérison.*

Poumon gauche. — Adhérences anciennes à la face interne, et au sommet plaque de *pneumonie ardoisée.*

Atélectasie du poumon.

Placards fibroïdes cicatriciels de péri-splénite ancienne.

Lésions de néphrite chronique atrophique.

Plaque d'endocardite ancienne à la face postérieure du ventricule gauche.

Sténose de l'appendice dans son cinquième inférieur.

Vaste foyer de ramollissement de l'hémisphère central gauche.

Observation LXIII (N° 306).

Perot, Joseph, 82 ans. Date du décès, 8 mai 1901.

Causes de la mort. — Néphrite chronique. Anévrisme valvulaire sigmoïde de l'aorte. Lipome de l'estomac.

Lésions tuberculeuses latentes ou guéries.

Poumon droit. — Congestion œdémateuse. — Emphysème. — *Anciennes adhérences au sommet.* — Au niveau de la plèvre interlobaire, on trouve plusieurs *nodules tuberculeux anciens guéris* (tubercules de guérison).

Poumon gauche. — Splénisation du lobe inférieur. — Emphysème du lobe supérieur.

Vieilles lésions cicatricielles de périsplénite ancienne et de néphrite chronique.

Observation LXIV (N° 314).

Ringuet, Maria. Date du décès, 21 mai 1901.

Causes de la mort. — Dilatation chronique du cœur. Lésions valvulaires mitrales aiguës et chroniques.

Lésions tuberculeuses latentes ou guéries.

Poumon droit. — Offre des *adhérences anciennes généralisées.* — Lobe supérieur présente au sommet *une caverne,* autour de laquelle le tissu du poumon est fibreux et notablement anthracosique. — *Cicatrice fibreuse anthracosique rayonnante* (pièce de 1 franc). — Lobe inférieur offre quelques *ilots tuberculeux secs ou ramollis.* — Un des ganglions du hile est *calcifié* (tubercule de guérison), les autres sont durs, anthracosiques.

Le sommet du *poumon gauche* n'a pas de caverne, mais il contient une grande quantité de *tissu fibreux,* parsemé d'amas caséeux, nodulaires, plus ou moins conglomérés.

En résumé, phtisie fibreuse ancienne, guérie, avec cavernes en voie d'évolution. — Infarctus de la rate et du rein.

Observation LXV (N° 322).

Fasel, Marie, 35 ans. Date du décès, 29 mai 1901.

Causes de la mort. — Néphrite chronique. Urémie délirante. Affection utérine d'origine placentaire.

Lésions tuberculeuses latentes ou guéries.

Le poumon droit montre des adhérences anciennes et lâches dans toute la hauteur. — Le lobe supérieur offre des ilots durs, fermes, comme ligneux, révélant l'existence d'une ancienne lésion tuberculeuse.

Au poumon gauche, dans la partie reculée du sommet, existent *trois petits foyers tuberculeux anciens* de la grosseur d'un pois. — Adhérences à toute la hauteur du poumon.

Poumon cardiaque avec œdème.

Cœur. — Sous les tendons du pilier postérieur de l'oreillette gauche, on trouve 3 à 4 petites végétations fibrineuses, dures, traces d'endocardite ulcéreuse ancienne très probablement.

Observation LXVI (N° 324).

Delahaye, Marie-Louise, 77 ans. Date du décès, 6 juin 1901.

Causes de la mort. — Rhumatisme déformant. Athérome artériel. Escarre sacrée. Sénilité.

Lésions tuberculeuses latentes ou guéries.

Poumon gauche. — Adhérences celluleuses anciennes au niveau de la plèvre interlobaire. — Nombreuses adhérences pleuro-diaphragmatiques. — Ganglions anthracosiques *anciens, durs,* mais à *peine calcifiés.*

Poumon droit. — Mêmes lésions, mais ici les *ganglions sous-bronchiques sont anthracosiques et calcifiés.*

Preuves indubitables d'une poussée tuberculeuse ancienne guérie.

Cœur. — Au niveau de la valvule mitrale existe une végétation fibrineuse, de nature récente longue de 7 millimètres. — Il s'agit d'endocardite récente greffée sur un foyer d'endocardite ancienne.

Observation LXVII (N° 338).

Colleville, Jean-Baptiste, 71 ans. Date du décès, 21 juin 1901.

Causes de la mort. — Alcoolisme chronique. Athérome artériel. Atrophie cérébrale. *Pneumonie aiguë.*

Lésions tuberculeuses latentes ou guéries.

Poumon droit. — Emphysème considérable du lobe supérieur. — *Adhérences anciennes* à la face postérieure de ce lobe. — Nombreuses taches noires anthracosiques. — Au hile, on trouve en arrière de la bronche un petit *ganglion calcifié,* lésion ancienne de tuberculose. — *Un tubercule crétacé calcaire,* gros comme un noyau de cerise, entouré d'anthracose, se trouve à la partie inférieure du bord postérieur du lobe inférieur. — Les masses calcifiées de ce nodule tuberculeux sont jaunâtres et ne font pas penser à l'ossification réelle.

Enfin, au niveau de la bronche originelle inférieure, on trouve *un autre petit ganglion anthracosique calcifié,* facile à reconnaître.

Preuves évidentes d'une tuberculose guérie.

Le *poumon gauche* présente également des adhérences étendues à son bord postérieur; on y trouve un bloc de pneumonie à la période d'hépatisation rouge.

Observation LXVIII (N° 343).

Simon, Victorine, 42 ans. Date du décès, 28 juin 1901.

Causes de la mort. — Anémie pernicieuse.

Lésions tuberculeuses latentes ou guéries.

Au sommet du poumon gauche, on trouve un *petit noyau*

anthracosique de guérison, gros comme une cerise. — Pas d'adhérences.

Au sommet du poumon droit, *on trouve une petite plaque de pneumonie ardoisée*, sans adhérences anciennes à ce niveau (tuberculose de guérison).

Quelques vieilles adhérences fixent l'appendice au cæcum.

On trouve encore une vieille adhérence au niveau de la vésicule biliaire.

Cachexie pigmentaire.

Observation LXIX (N° 344).

Wagner, Madeleine, 66 ans. Date du décès, 29 juin 1901.

Causes de la mort. — Entrée dans le service en période d'asystolie. Foie cardiaque.

Lésions tuberculeuses latentes ou guéries.

Au sommet du poumon droit, *quelques vieilles adhérences* s'y rencontrent, groupées autour d'un foyer tuberculeux de la grosseur d'un petit pois. — Plusieurs *ganglions du hile sont anthracosiques et calcifiés.*

Le poumon droit, présente des adhérences anciennes généralisées. On y trouve quelques infarctus récents.

A la fin de la crosse de l'aorte, on trouve *une grosse cicatrice saillante, calcifiée,* correspondant à la cicatrice du canal artériel; et du côté de l'artère pulmonaire, on constate une dépression très caractéristique de la grosseur d'une tête d'épingle, à la suite de laquelle commence une bande fibreuse, longue de 1 centimètre et demi, de la grosseur d'une allumette.

Observation LXX (N° 354).

Monis, Pierre, 60 ans. Date du décès, 18 juillet 1901.

Causes de la mort. — Mal de Bright. Péricardite aiguë.

Lésions tuberculeuses latentes et guéries.

Au sommet du poumon droit, on trouve un *foyer de tuber-*

culose nodulaire en partie fibreuse. Quelques vieilles adhérences.

Au sommet du poumon gauche on rencontre *un vieil îlot nodulaire tuberculeux,* avec un œdème énorme de la région.

On trouve également un petit tubercule (qui est conservé), en faisant l'ouverture du jéjunum.

Observation LXXI (N° 356).

Snoeck, Sophie, 59 ans. Date du décès, 3 octobre 1901.

Causes de la mort. — Hémiplégie gauche.

Lésions tuberculeuses latentes ou guéries.

Poumon droit. — Sans adhérences, emphysème des lobes supérieur et moyen. — Au sommet, on trouve un petit *placard de pneumonie ardoisée* avec un *petit grain calcaire sous-pleural* de la grosseur d'un grain de chènevis, démontrant ainsi la nature tuberculeuse de la lésion et sa guérison. — Quelques ganglions anthracosiques au hile. — Un gros *ganglion sous-trachéo-bronchique* très noir, est rempli de charbon (tubercule de guérison). — A la partie inférieure du lobe inférieur on trouve un *noyau tuberculeux calcifié* (pois) entouré de *cicatrices fibreuses anthracosiques* (tubercule de guérison).

Poumon gauche. — Montre une *large adhérence ancienne* au lobe supérieur. Au sommet, on trouve un *placard de pneumonie ardoisée,* peu anthracosique.

Petits placards de broncho pneumonie récente dans le lobe inférieur.

Cœur. — La valve postérieure de la mitrale montre au niveau du bord libre 2 *petites nodosités anciennes* (petits pois) non athéromateuses, fibroïdes, indice révélateur d'une lésion endocarditique ancienne, probablement tuberculeuse et guérie.

Observation LXXII (N° 364).

Belle, Jeanne, 33 ans. Date du décès, 17 octobre 1901.

Causes de la mort. — Entrée dans le service le lendemain d'une attaque d'hémiplégie droite avec aphasie. Peut-être de nature syphilitique.

Lésions tuberculeuses latentes ou guéries.

Le poumon gauche est congestionné à la base, et emphysémateux dans le reste de son parenchyme.

Le poumon droit, montre à la surface du lobe moyen un *tubercule anthracosique* superficiel, dur, *calcifié* (tubercule de guérison).

Les ganglions du hile, montrent *un autre tubercule de guérison, calcifié,* au-dessus de la bronche droite.

Lésions indéniables d'une tuberculose ancienne, guérie.

Aucune trace de syphilis sur la peau.

Protubérance très congestionnée.

Cervelet hyperhémié, présente au niveau de l'arbre de vie, une teinte hortensia très manifeste.

Énorme hémorragie cérébrale dans l'hémisphère gauche ; poids du caillot : 25 grammes.

Observation LXXIII (N° 365).

Chenovard, Anne, 70 ans. Date du décès, 19 octobre 1901.

Causes de la mort. — Ictère biliphéique. (A l'autopsie on trouve dans la vésicule biliaire une vingtaine de calculs très noirs et très durs de la grosseur d'un grain de raisin de Corinthe.)

Lésions tuberculeuses latentes ou guéries. — Anciennes adhérences à la surface de la rate, preuves d'une ancienne périsplénite guérie.

Le *poumon gauche* présente à son sommet un foyer tuberculeux ancien, gros comme une noisette (*petite caverne de guérison*). — *Granulations anthracosiques guéries.*

Le *poumon droit* offre à son sommet des *adhérences anciennes* et un bloc de *pneumonie ardoisée* long de 3 centimètres environ et d'une épaisseur de 5 millimètres. — Au-dessus on rencontre quelques foyers caséeux en voie de résorption.

Observation LXXIV (N° 370).

Arion, femme Mathieu, 52 ans. Date du décès, 29 octobre 1901.

Causes de la mort. — Cancer de l'estomac.

Lésions tuberculeuses latentes ou guéries. — Petit infarctus ancien dans le rein gauche qui offre à sa surface quelques dépressions cicatricielles. — A la face inférieure du diaphragme, *au-dessus du foie* existe un *noyau calcaire déjà ancien* de la grosseur d'un gros pois. — Il ne s'agit vraisemblablement pas là d'un noyau cancéreux.

Poumon droit. — Au sommet, *petit placard de pneumonie ardoisée et petite cavernule crétacée* de la grosseur d'un grain de millet (caverne et tubercule de guérison).

Poumon gauche. — Nombreuses et *vieilles adhérences* au lobe supérieur. — *Un tubercule calcifié* de guérison se trouve à la partie supérieure du lobe inférieur ; il est de la grosseur d'un pois.

Observation LXXV (N° 373).

Richler, Albert, 47 ans. Date du décès, 11 novembre 1901.

Causes de la mort. — Cirrhose alcoolique. Péritonite chronique.

Lésions tuberculeuses latentes ou guéries.

Poumon gauche. — *Vieilles adhérences* circonscrites au sommet. — Pas de traces de tubercules. — La presque totalité du poumon est carnifiée.

Poumon droit. — *Vieilles* adhérences couvrant le lobe supérieur. — Pleurésie récente. — En séparant le poumon du médiastin on tombe sur une adhérence ancienne au-dessus du hile, et dans l'intérieur de cette adhérence, on trouve une *masse calcaire* qui est l'indice probable d'une tuberculose ganglionnaire guérie. — Le sommet paraît intact.

Aucune autre trace de tuberculose dans ce parenchyme.

L'épiploon et la rate présentent de vieilles adhérences que l'on libère difficilement.

Observation LXXVI (N° 385).

Vakart, Octavie, 42 ans. Date du décès, 2 décembre 1901.

Causes de la mort. — Péritonite.

Lésions tuberculeuses latentes ou guéries.

Le *poumon droit* ne présente pas d'adhérences, ni de lésions tuberculeuses reconnaissables.

Le *poumon gauche* offre des *adhérences nombreuses anciennes* et au sommet un semis de granulations tuberculeuses récentes. — Mais deux des ganglions du hile dont la plupart sont anthracosiques contiennent *des masses calcaires crétacées, dures,* tubercules de guérison qui sont l'indice certain d'une vieille poussée de tuberculose guérie.

Tubercule caséeux à la partie moyenne du jéjunum.

Péritoine pelvien tapissé de fausses membranes et très épaissi, fibroïde, lésions d'une ancienne péritonite pelvienne avec adhérences.

Observation LXXVII (N° 387).

Dauiller, Anne, 71 ans. Date du décès, décembre 1901.

Causes de la mort. — Entrée mourante dans le service le 9 décembre 1901. Hémorragie cérébrale.

Lésions tuberculeuses latentes ou guéries.

Poumon droit. — On y remarque *des adhérences celluleuses anciennes de la plèvre interlobaire.* Un *gros tubercule caséo-plâtreux* un peu calcaire, de la grosseur d'une grosse aveline, tout blanc, entouré de charbon, se trouve à la partie inférieure du lobe supérieur. — Un *second tubercule* est un peu au-dessous. (Tubercules de guérison.) *Bande anthracosique peu épaisse.* — Lobe inférieur, broncho-pneumonie nodulaire disséminée.

Poumon gauche. — Pas de tubercules de guérison. — Emphysème atrophique généralisé. — Aspect orangé du poumon.

Observation LXXVIII (N° 394).

Abbé, Léontine, 80 ans. Date du décès, 31 décembre 1901.

Causes de la mort. — Cancer du foie. Ictère.

Lésions tuberculeuses latentes ou guéries. — *Vieilles adhérences péri-hépatiques et péri-spléniques.* — Le hile du foie est transformé en une *masse très dure, fibroïde,* de la grosseur du pouce. L'organe lui-même est cancérisé.

Les poumons présentent de vieilles adhérences généralisées des deux côtés. Pas trace de tubercules, mais au sommet du poumon gauche, existe un *placard de pneumonie ardoisée* (indice d'une ancienne lésion tuberculeuse guérie.

Observation LXXIX (N° 397).

Bassart, Louis, 24 ans. Date du décès, 8 janvier 1902.

Causes de la mort. — Eclampsie saturnine. Attaques épileptiformes. *Emphysème pulmonaire.*

Lésions tuberculeuses latentes ou guéries.

Poumon droit. — Emphysème notable. — Pas d'adhérences. — Au sommet, un petit tubercule pleural, fibreux, non caséeux, de guérison.

Poumon gauche. — *Emphysème généralisé.* — Au sommet, *petit tubercule pleural, fibreux.* — Dans l'épaisseur du lobe supérieur on trouve *un ganglion anthracosique* et quelques adhérences anciennes interlobaires. — Au fond de la plèvre interlobaire on trouve également *deux petits noyaux anthracosiques.*

Observation LXXX (N° 398).

Gollain, Ferdinand, 65 ans. Date du décès, 10 janvier 1902.

Causes de la mort. — Hémorragie cérébrale.

Lésions tuberculeuses latentes ou guéries. — L'autopsie montre des foyers hémorragiques corticaux multiples du cerveau.

Poumon droit. — Emphysème notable du bord antérieur. — Un vieux tubercule de guérison existe à la partie moyenne du lobe supérieur. — On note au voisinage du sommet, un *petit placard de pneumonie ardoisée.* — Un ganglion du hile contient une petite masse *calcaire* (tubercule de guérison).

Poumon gauche est sain. — Les ganglions du hile sont *très anthracosiques.*

Observation LXXXI (N° 399).

Pigeol, Jean-Baptiste, 68 ans. Date du décès, 15 janvier 1902.

Causes de la mort. — Sclérose en plaques. — *Congestion pulmonaire* chez un ancien tuberculeux guéri.

Lésions tuberculeuses latentes ou guéries.

Poumon droit. — Sommet : *caverne de guérison de la grosseur d'une noix.* — Congestion intense du lobe supérieur et du lobe inférieur.

Poumon gauche. — Mêmes lésions bacillaires du lobe supérieur; au voisinage de l'artère interlobaire, on trouve un *vieux foyer tuberculeux ancien de guérison* de la grosseur d'une noisette. — Congestion de la base du poumon qui est œdématié.

Appendice. — Rétréci et complètement oblitéré dans toute son étendue.

Lésions de sclérose en plaques dans la région dorsale de la moelle épinière principalement.

Observation LXXXII (N° 401).

Blanchard, femme Jamin, 58 ans. Date du décès, 13 janvier 1902.

Causes de la mort. — Lésion mitrale.

Lésions tuberculeuses latentes ou guéries. — Lésions chroniques d'endocardite à l'orifice mitral.

Poumon droit. — Emphysème. — *Quelques adhérences anciennes médiastines.* — *Grosse adénopathie trachéo-bronchique.* — Un *petit tubercule de guérison* dans un ganglion du hile.

Poumon gauche. — Quelques adhérences interlobaires — Congestion hypostatique. — *Petit placard de pneumonie ardoisée* au sommet. (Lésions tuberculeuses guéries).

Observation LXXXIII (N° 406).

Guillemin, Louis, 47 ans. Date du décès, 26 janvier 1902.

Causes de la mort. — Venu de chirurgie. Coxalgie suppurée. Méningite aiguë.

Lésions tuberculeuses latentes ou guéries.

Le *poumon droit* présente *un vieux tubercule caséeux* de la grosseur d'une noisette, *semble enkysté* dans une poche que lui forme le parenchyme du poumon. — Emphysème sous-pleural. Pleurésie récente au lobe inférieur.

Le *poumon gauche* est entouré d'*adhérences anciennes, celluleuses, lâches.* Broncho-pneumonie récente du lobe inférieur.

Adhérences nombreuses de périsplénite ancienne au diaphragme.

Lésions méningitiques, au niveau de l'hémisphère cérébral droit.

Observation LXXXIV (N° 407).

Lacaze, Antoine, 64 ans. Date du décès, 30 janvier 1902.

Causes de la mort. — Anévrisme du cœur gauche.

Lésions tuberculeuses latentes ou guéries. — Symphyse cardiaque générale. — Adhérences anciennes, celluleuses au niveau du lobe gauche du foie.

Poumon droit. — *Nombreuses* et *vieilles adhérences* au sommet. — On y trouve également de *vastes et anciennes ca-*

vernes, détergées, traces évidentes d'une ancienne lésion tuberculeuse guérie.

Poumon gauche. — Mêmes *lésions anciennes*, sans traces de tuberculose récente.

Observation LXXXV (N° 411).

Lion-Tacnet, Augustine, 30 ans. Date du décès, 6 février 1902.

Causes de la mort. — Fièvre typhoïde. – Perforation intestinale.

Lésions tuberculeuses latentes ou guéries.

Poumon droit. — *Adhérences de toute la hauteur.* Au centre du sommet on trouve *un tubercule calcifié* de la grosseur d'un *pois*.

Poumon gauche.— *Adhérences anciennes* au niveau de la plèvre interlobaire. Au niveau du bord postérieur du lobe inférieur on trouve *deux tubercules* de guérison, *calcifiés*, dont l'un est sous-pleural.

Rate. — Adhérences anciennes de péri-splénite.

On compte 19 ulcérations de l'iléon ; l'une d'elle est escharrifiée et a produit la perforation, cause de la péritonite qui a déterminé la mort.

Observation LXXXVI (N° 422).

Chalumeau, Gabriel, 28 ans. Date du décès, 26 février 1902.

Causes de la mort. — Fracture du crâne.

Sur la voûte crânienne, moitié gauche, on constate que les lignes de fracture, intéressent l'occipital, le pariétal et le temporal. — Énorme contusion de l'hémisphère droit dans le lobe sphéroïdal. — Épanchement considérable de sang dans la cavité arachnoïdienne droite du côté opposé à la fracture.

Lésions tuberculeuses latentes ou guéries.

Les *deux poumons* sont libres d'adhérences à *leur sommet*, à la base du poumon gauche, au dessus de la plèvre, se trouve *un tubercule calcifié* de la grosseur d'un pois.

D'anciennes adhérences existent au niveau de la plèvre interlobaire.

Observation LXXXVII (N° 443).

Poiret-Boutillier, Zulma, 66 ans. Date du décès, 10 avril 1902.

Causes de la mort. — Dilatation chronique du cœur.

Lésions tuberculeuses latentes ou guéries.

Le *poumon droit,* emphysémateux présente quelques *adhérences anciennes,* à la base, et au bord antérieur du lobe supérieur. Dans ce même lobe supérieur on découvre *deux tubercules de guérison caséo-calcaires.*

Le *poumon gauche* est sain.

Énorme hypertrophie cardiaque avec lésions initiales considérables.

Observation LXXXVIII (N° 444).

Allaire, Alphonse, 69 ans. Date du décès, 10 avril 1902.

Causes de la mort. — Alcoolisme chronique. — Fracture du crâne pendant un état d'ivresse.

Vaste fracture de la convexité passant à 25 millimètres au-dessus de la pointe de l'occipital.

Énorme hémorragie extra-duremèrienne et intra-arachnoïdienne. — Fosse temporale emplie de sang.

Lésions tuberculeuses latentes ou guéries.

Le *poumon droit* présente *deux noyaux tuberculeux anthracosiques* à la partie moyenne du lobe supérieur droit.

Le *poumon gauche* présente de *vieilles adhérences* à son sommet, dans lequel on trouve *quelques vieux noyaux tuberculeux, caséeux,* disséminés.

Le cœur présente également des adhérences anciennes.

Observation LXXXIX (N° 450).

Billard, Louis, 58 ans. Date du décès, 22 avril 1902.

Causes de la mort. — Dilatation chronique du cœur.

Lésions tuberculeuses latentes ou guéries. — Reins calculeux.

Le *poumon droit*, offre des adhérences anciennes, au niveau et en haut de la plèvre interlobaire.

On constate à ce niveau une petite poche, *remplie de calculs.* — On pensait à une vieille caverne guérie, preuve d'une très ancienne lésion tuberculeuse. — Un examen ultérieur démontre que cette prétendue caverne n'est autre chose qu'une dilatation bronchique, *remplie de matières calcaires* (Dr M. Letulle).

Le reste du poumon est emphysémateux.

Le *poumon gauche* présente un emphysème considérable de la languette antérieure : pas d'adhérences.

Cirrhose cardiaque.

Observation XC (N° 451).

Quantin, Fanny, 73 ans. Date du décès, 22 avril 1902.

Causes de la mort. — Pneumonie.

Lésions tuberculeuses latentes ou guéries. — Adhérences anciennes au sommet des deux poumons.

Le *poumon droit* présente *quelques adhérences anciennes* au niveau de la plèvre médiastine. — Le lobe supérieur, emphysémateux, présente sur les coupes un *nombre considérable de vieux tubercules anthracosiques, miliaires, anciens,* disséminés au milieu de l'emphysème.

Le lobe inférieur est le siège d'une pneumonie lobaire (hépatisation rouge).

Le *poumon gauche*, emphysémateux dans toute son étendue, présente également dans son lobe supérieur d'*innombrables tu-*

bercules miliaires anthracosiques de guérison. — On trouve enfin un *tubercule crétacé,* sous-pleuréal, du volume d'un grain de millet, au niveau de la plèvre interlobaire. Ce sont là des preuves évidentes, indéniables, d'une ancienne tuberculose guérie.

Observation XCI (N° 458).

Abesque, Michel, 28 ans. Date du décès, 6 mai 1902.

Causes de la mort. — Journaliste russe de Londres, opéré à l'hôpital Saint-Thomas (de Londres) pour appendicite. Puis en France, à l'hôpital Tenon pour une affection osseuse du sacrum et des vertèbres lombaires. — Entré le 31 mai 1901 à Boucicaut. — Reconnu atteint d'actinomycose intestinale.

Lésions tuberculeuses latentes ou guéries. — Le cœcum adhère intimement à la fosse iliaque. — Tout le tissu cellulaire de la région pré-lombaire et celui de la région sacrée, sont transformés en d'énormes placards de *tissu fibreux blanc nacré* (inflammation chronique).

Poumon droit. — Au fond de la scissure interlobaire droite, existe un *gros ganglion anthracosique,* révélant sans nul doute, une lésion tuberculeuse ancienne du lobe inférieur. — On trouve en effet, deux *petits tubercules anthracosiques,* miliaires, sous-pleuraux, le long de la face externe de ce lobe ; et dans le parenchyme du lobe supérieur, on en trouve également *deux autres.*

Poumon gauche. — Sommet sain, et *petit tubercule de guérison,* sous-pleural, anthracosique, dans le lobe inférieur.

Observation XCII (N° 527).

Valfrois. Pierret, 62 ans. Date du décès, 27 novembre 1902.

Causes de la mort. — Néphrite chronique.

Lésions tuberculeuses latentes ou guéries. — Les deux reins sont très adhérents à l'atmosphère graisseuse péri-rénale. — Adhérences interlobaires au poumon droit. — Pas de tubercules au sommet, mais, à la partie supérieure du lobe inférieur, près des adhérences interlobaires, on trouve *un vieux tubercule crétacé de guérison.*

Il n'y en a pas dans le poumon gauche.

Observation XCIII (N° 520).

Tabourau, Joseph, 40 ans. Date du décès, 13 novebmre 1902.

Causes de la mort. — Rechute de fièvre typhoïde. Mort subite, au cours de la convalescence, plus de 15 jours après la défervescence complète. — Lésions mitrales et aortiques, reconnues à l'autopsie.

Lésions tuberculeuses latentes ou guéries. — La pointe du ventricule gauche est très adhérente au péricarde pariétal sur une étendue de 5 à 6 centimètres.

En coupant ce ventricule, on trouve sur la paroi postérieure, vers la partie moyenne surtout, quelques petits placards fibroïdes (conservés pour examen microscopique).

Adhérences anciennes dans toute la hauteur du lobe supérieur du poumon droit. — Un ganglion sous-trachéo-bronchique contient *quatre petits grains calcaires,* indice certain de la nature tuberculeuse de l'ancienne lésion pleurale.

Ganglions du hile du poumon gauche sont *anthracosiques.* — Un certain nombre de ganglions entourant la veine-porte sont anthracosiques et gros.

Observation XCIV (N° 514).

Thibault, Françoise, 65 ans. Date du décès, octobre 1902.

Causes de la mort. — *Foyer congestif de la base du poumon gauche.* — Hémorragies intestinales (fièvre typhoïde méconnue : révélée à l'autopsie).

Lésions tuberculeuses latentes ou guéries. — Pendant le dégagement des viscères intra-thoraciques, on est gêné par l'existence d'une *énorme plaque calcaire* développée dans la *plèvre droite*, longue de 0m,15 au moins, irrégulière, de forme triangulaire. La base de ce triangle correspond au bord du *poumon droit*. *Ce placard embrasse la convexité* du poumon et présente sur sa surface deux gouttières visibles, parallèle aux côtes.

Une autre lame calcifiée, perpendiculaire à la première, se trouve logée à la hauteur du lobe moyen qu'elle recouvre obliquement sur une longueur de 0m,05. *Une troisième plaque calcaire* se trouve logée au-dessus de la grande et rappelle assez bien un os hyoïde d'enfant.

Ces plaques se trouvent entre les deux feuillets de la plèvre ; il en résulte qu'on peut presque à coup sûr établir l'origine tuberculeuse de ces placards qui ne sont autre chose que des foyers de *tuberculose de guérison*.

Le poumon droit paraît sain. Au sommet du poumon gauche, placard de *pneumonie ardoisée*. Vieilles adhérences anciennes au niveau du lobe droit du foie. Lésions de péri-splénite ancienne. Ganglions du médiastin, anthracosiques.

Observation XCV (N° 499).

Essaillet, Célina, 79 ans. Date du décès, 9 juillet 1902.

Causes de la mort. — Kyste de l'ovaire droit. Cancer primitif du côlon ascendant. Cancer secondaire du foie.

Lésions tuberculeuses latentes ou guéries. — Quelques ganglions du foie sont en partie cancéreux.

Noyau secondaire sur le péritoine, au niveau de la grosse tubérosité, gros comme une noisette ; un autre à la surface du rein droit, qui présente quelques cicatrices.

Poumon droit. — Présente au sommet de *nombreuses granulations tuberculeuses anciennes*. Ganglions anthracosiques. L'un d'eux contient une *masse calcaire* révélant une tuberculose ancienne guérie.

Poumon gauche. — Mêmes *anciennes lésions de tuberculose crétacée*.

Observation XCVI (N° 490).

Poinçon, femme Marie Prosper, 58 ans. Date du décès, 24 juin 1902.

Causes de la mort. — *Pneumonie.*

Lésions turberculeuses latentes ou guéries. — *Cicatrice transversale,* coupant en deux parties irrégulières le lobe inférieur du poumon gauche, et s'y enfonçant profondément.

Placard de tissu fibreux dans la partie moyenne du segment moyen de ce lobe.

Deux nodules anthracosiques, gros comme des petits pois, au fond de la plèvre interlobaire.

Poumon droit. — Présente à son sommet, un *vieux foyer caséeux, sec,* de la grosseur d'une aveline et ressemblant à un foyer tuberculeux encore en évolution caséeuse.

Observation XCVII (N° 495).

Yvon, Alexandre, 64 ans. Date du décès, 4 juillet 1902.

Causes de la mort. — Mort subite, dans la cour de l'hôpital en se rendant à son pavillon.

Lésions tuberculeuses latentes ou guéries. — Nombreuses adhérences pleurales à droite ; quelques-unes à gauche.

Orifice aortique rétréci par *calcification des valvules sigmoïdes.*

Poumon gauche. — Présente *adhérences au sommet.* Au niveau du bord postérieur on trouve un *tout petit tubercule crétacé,* de guérison. Un *autre tubercule, anthracosique* est situé dans le lobe inférieur.

Observation XCVIII (N° 483).

Platel, Pierre, 44 ans. Date du décès, 17 juin 1902.

Causes de la mort. — Urémie.

Lésions tuberculeuses latentes et guéries. — Sur une coupe du *rein gauche,* on constate la présence d'un *tubercule de la grosseur d'un petit pois,* logé en pleine substance corticale.

Poumon droit. — Présente adhérences à son bord postérieur et à la plèvre interlobaire.

Poumon gauche. — Présente au sommet un *placard de pneumonie ardoisée* et *un tubercule* anthracosique *ancien* de guérison (grosseur d'un petit pois).

Foie : adhérences anciennes.

Rate : adhérences de périsplénite ancienne.

Observation XCIX (N° 545).

Martin, Louise, 52 ans. Date de la mort, 1er janvier 1903.

Causes de la mort. — Hémiplégie gauche avec arthropathies hâtives. — Douleur et œdème des membres hémiplégiques. Escharre sacrée. *Broncho-pneumonie aiguë.*

Lésions tuberculeuses latentes ou guéries. — Le péritoine offre des adhérences nombreuses, anciennes, au niveau de l'appendice.

Au centre du lobe du sommet du poumon droit, *ancien tubercule fibreux* de la grosseur d'une tête d'épingle (tubercule de guérison). — A la surface du lobe supérieur se trouve un petit amas de *pneumonie ardoisée.*

Le lobe supérieur du poumon gauche, emphysémateux, présente *quelques nodules* (tubercules de guérison).

Cœur. — La valvule sigmoïde droite antérieure, montre dans sa partie moyenne un nodule fibroïde, saillant, trace d'une ancienne lésion (?)

Observation C (N° 551).

Choker, François, 54 ans. Date du décès, 11 janvier 1903.

Causes de la mort. — *Broncho-pneumonie interlobaire* chez un alcoolique.

Lésions tuberculeuses latentes ou guéries. — Un *tubercule de guérison, fibreux,* anthracosique, de la grosseur d'un petit pois, au sommet du poumon droit.

Plaque de pneumonie ardoisée, au sommet du poumon gauche ; autour de ce placard existent *deux vieux tubercules de guérison* encore caséeux à leur centre.

Au hile du poumon, on trouve un *ganglion sous-trachéo-bronchique, très dur, anthracosique,* preuve d'une tuberculose ancienne. — D'autres ganglions dans le médiastin postérieur, en arrière du cœur, en avant de l'œsophage sont *anthracosiques* et *calcifiés. On en compte une demi-douzaine.* — *Un tubercule de guérison* existe sous la bifurcation de la trachée.

Le long du pancréas existent *quelques ganglions anthracosiques, durs, tuberculeux,* un d'entre eux est *calcifié.*

Les ganglions du hile du foie sont anthracosiques, *tuberculeux, calcaires.*

Nombreuses adhérences fibroïdes anciennes dans la cavité thoracique.

En résumé, *nombreuses lésions de tuberculose ancienne guérie, et révélée seulement à l'autopsie.*

Observation CI (N° 549).

Ringuet, Eugène, 21 ans. Date du décès, 8 janvier 1903.

Causes de la mort. — Dilatation du cœur. Néphrite. Urémie.

Lésions tuberculeuses latentes ou guéries.

Le *poumon droit* est *très adhérent.* Ces adhérences sont *anciennes* dans la moitié supérieure. La plèvre est semée de *granulations tuberculeuses anciennes* (tubercules de guérison) ; la plupart d'entre elles sont disposées en séries linéaires, parallèles aux espaces inter-costaux. — Au niveau du lobe moyen, deux granulations *anthracosiques.*

Le *poumon gauche* offre des *adhérences fibroïdes médiastines* lâches *anciennes.* — Une petite adhérence au sommet. —

Au-dessus du hile, à la face interne du sommet, on remarque *quelques ganglions anthracosiques* (tubercules de guérison).

La *symphyse péricardique* a une épaisseur considérable.

La poubelle contient quelques ilots tuberculeux anciens, recouverts de fibrine très adhérente.

Observation CII (N° 557).

Vignaud, Eugène, 60 ans. Date du décès, 24 janvier 1903.

Causes de la mort. — *Pleurésie hémorragique.* Albuminurie.

Lésions tuberculeuses latentes ou guéries. — Plèvre gauche, très épaissie, forme une énorme poche fibreuse, dont la portion diaphragmatique est manifestement tuberculeuse. — La surface externe de la plèvre pariétale, est couverte d'un *grand nombre de granulations tuberculeuses anciennes* (tubercules de guérison). — Quelques nodules caséeux existent au sommet du poumon gauche.

Quelques ganglions sous-diaphragmatiques sont caséeux ; d'autres dans la région inter-trachéo-bronchique sont *calcifiés*.

Observation CIII (n° 560).

Gilet, Anne, 78 ans. Date du décès, janvier 1903.

Causes de la mort. — Hémiplégie ancienne. *Broncho-pneumonie aigüe.*

Lésions tuberculeuses latentes ou guéries.

Le *poumon gauche* offre quelques *adhérences légères* au sommet et un *placard de pneumonie ardoisée* grand comme une pièce de 1 franc.

Pneumonie ardoisée, au sommet du poumon *droit.* — *Anthracose* très marquée dans le lobe supérieur. — Sous une des grosses bronches supérieures on trouve un *ganglion calcifié* (tubercule de guérison), preuve indiscutable de tuberculose ancienne.

Nombreuses adhérences péri-spléniques anciennes.

Observation CIV (n° 563).

Dubourg, Eugène, 67 ans. Date du décès, 6 février 1903.

Causes de la mort. — Cancer de l'estomac et cancer secondaire du côlon transverse.

Lésions tuberculeuses latentes ou guéries.

Le *poumon gauche*, à son sommet, offre un *placard d'adhérences anciennes* de 8 centimètres de large. A ce sommet, et non loin de la plèvre, on trouve *deux petites masses calcaires logées au milieu du tissu fibreux* (vieux tubercules guéris). — Quelques ilots tuberculeux, déjà *anthracosiques*, au centre, sont situés dans la partie supérieure du lobe inférieur du poumon gauche.

Au *sommet* du *poumon droit* existe une *adhérence ancienne* large comme une pièce de 50 centimes. — Au niveau de cette adhérence se montre un *vieux foyer tuberculeux, ancien, calcaire,* de la grosseur d'un *grain de millet.*

Observation CV (n° 564).

Lelong, Louis, 78 ans. Date du décès, 9 février 1903.

Causes de la mort. — Cystite purulente.

Lésions tuberculeuses latentes ou guéries. — La plèvre adhère fortement au sommet du poumon gauche — On trouve, le long des espaces intercostaux supérieurs, *quatre placards* saillants, jaunâtres, *durs* au toucher et qui sont, sans aucun doute de vieilles lésions tuberculeuses.

Adhérences généralisées au *poumon droit,* sauf au bord inférieur. — Quelques taches laiteuses, indices d'adhérences anciennes libérées. — *Large placard de pneumonie ardoisée au sommet.* — Ganglions du hile *anthracosiques.*

Rate. — Montre de vieux placards de périsplénite adhésive et quelques plaques fibroïdes ayant l'aspect de taches de cire.

(L'autopsie démontre l'existence d'un cancer (sarcome) de la vésicule séminale gauche et d'une pyonéphrite *suppurée.*

Observation CVI (n° 568).

Veuve Maréchal, 66 ans. Date du décès, 16 février 1903.

Causes de la mort. — Phlébite fémorale gauche. Embolie pulmonaire ayant déterminé la mort.

Lésions tuberculeuses latentes ou guéries. — Au niveau de la bifurcation de la trachée, on trouve *plusieurs ganglions* à droite et à gauche, *très anthracosiques et calcifiés.* — La pointe du ventricule gauche du cœur est parsemée de *cicatrices fibreuses anciennes.*

Poumons. — Adhérences nombreuses au niveau du bord supérieur et du sillon interlobaire. — Quelques ganglions du pédicule pulmonaire gauche sont *calcifiés*; au hile, un *gros ganglion est rempli de matières calcaires.*

Ceux du poumon droit sont anthracosiques mais non calcifiés.

La *crosse de l'aorte,* largement dilatée est *entourée d'un grand nombre de ganglions anthracosiques et calcifiés.*

Observation CVII (n° 573).

Audebert, Alfred, 39 ans. Date du décès, 25 février 1903.

Causes de la mort. — *Œdème* du poumon droit. *Congestion pulmonaire.*

Lésions tuberculeuses latentes ou guéries. — Toute la face externe du lobe supérieur du *poumon droit* présente des *adhérences celluleuses anciennes.*

Au sommet du *poumon droit* on trouve également des *tubercules calcifiés,* de la grosseur d'un grain de chènevis. — A la partie inférieure du lobe supérieur, se montre jusqu'au-dessous des *adhérences pleurales,* un *placard de pneumonie ardoisée,* preuve évidente de tuberculose guérie.

Au sommet du *poumon gauche* dans une *cicatrice fibreuse anthracosique* on trouve un *gros tubercule* de guérison caséo-

plâtreux, bien conservé ; dans une cavité grosse comme une noix, on trouve *d'autres tubercules plus petits*.

Ganglions du hile, modérément anthracosiques.

Observation CVIII (N° 576).

Tradière, Joséphine, 83 ans. Date du décès, 1er mars 1903.

Causes de la mort. — Pneumonie.

Lésions tuberculeuses latentes ou guéries.

Poumon gauche. — Son sommet adhère *très fortement* à la plèvre.

Anthracose considérable.

Poumon droit. — Montre à son sommet un *vieil îlot de pneumonie ardoisée* avec quelques *nodules bronchectasiques* de couleur noir marron.

Quelques ganglions du hile sont modérément anthracosiques, mais *calcifiés*.

La rate offre un vieux placard de périsplénite ancienne avec adhérences nombreuses.

Observation CIX (N° 574).

Voodcock, Félix. Date du décès, 27 février 1903.

Causes de la mort. — Cirrhose alcoolique du foie. Cancer secondaire de l'estomac.

Lésions tuberculeuses latentes ou guéries. — Le *péricarde* présente des *adhérences celluleuses anciennes* à l'origine de l'aorte. — Nombreuses adhérences entre l'aorte et l'oreillette droite.

Au hile du *poumon droit* existent dans un ganglion *des tubercules calcifiés* de guérison.

Le péritoine diaphragmatique, très épaissi, montre des traces évidentes d'une péritonite chronique ancienne (de nature inflammatoire à coup sûr).

La dernière anse de l'iléon est folicaturée par suite d'*adhérences anciennes.*

L'épiploon gastro-hépatique est dur et épaissi, et contient un ganglion dur et anthracosique (tubercule de guérison ?)

Observation CX (N° 577).

Girardio, Bernard, 63 ans. Date du décès, 6 mars 1903.

Causes de la mort. — Néphrite chronique. Urémie.

Lésions tuberculeuses latentes ou guéries.

Poumon gauche. — Présente *un tubercule de guérison au-dessous de la plèvre* de la partie moyenne du lobe inférieur gauche. — *Un autre tubercule au-dessous de la plèvre du lobe supérieur.* — *Trois autres,* enfin, dans l'épaisseur de ce même lobe supérieur. — En tout *cinq tubercules calcifiés de guérison.*

Poumon droit. — Présente également *quatre tubercules calcifiés de guérison sous-pleuraux* dans ses deux lobes.

Aucune adhérence dans les deux poumons.

« Lésions indiscutables de tuberculose ancienne, guéries » (Dr Letulle).

Observation CXI (N° 584).

Calais, Jeanne, 61 ans. Date du décès, 4 avril 1903.

Causes de la mort. — Cancer de l'estomac.

Cadavre très gras. — Masses cancéreuses au niveau du pylore avec adhérences à la face inférieure du foie.

Lésions tuberculeuses latentes ou guéries.

Poumon droit. — Les adhérences sont si *nombreuses* et si *résistantes* qu'il est impossible de les détacher de la cavité thoracique. — On trouve un placard de *pneumonie ardoisée* au sommet. — Emphysème en avant. Congestion à la base.

Poumon gauche. — Très adhérent dans toute son étendue.

Au sommet, on y trouve *quelques petites granulations tuberculeuses calcifiées* (tubercules de guérison).

Adhérences anciennes de périsplénite (face externe de la rate).

Un examen ultérieur montrera s'il s'agit d'un cancer primitif de l'estomac ou de la vésicule biliaire, car les lésions du pylore cachent ce dernier organe.

Observation CXII (N° 585).

Ferrand, Jean, 67 ans. Date du décès, 6 avril 1903.

Causes de la mort. — Entré dans le coma : diagnostic d'hémorragie cérébrale.

Lésions tuberculeuses latentes ou guéries. — L'autopsie a révélé que la mort était due à une hémorragie cérébrale gauche, très récente : l'hémisphère droit était atteint d'un ramollissement cérébral ancien.

Outre ces lésions on note les lésions pulmonaires suivantes qui sont la signature indéniable d'une tuberculose antérieure ignorée et guérie :

Petit placard de pneumonie ardoisée sans adhérences, au sommet du poumon droit.

Très mince placard de pneumonie ardoisée au sommet gauche : légère anthracose. — Au-dessous du sommet gauche, on trouve *un petit nodule tuberculeux anthracosique* ancien (tubercule de guérison) et *un autre sous-pleural* au niveau de la face externe du lobe supérieur ; ce dernier est encore un peu caséeux, alors que le premier est calcifié.

Observation CXIII (N° 587).

Mayer, Honoré, 42 ans. Date du décès, 8 avril 1903.

Causes de la mort. — Broncho-pneumonie aiguë.

Lésions tuberculeuses latentes ou guéries.

Poumon gauche. — *Adhérences pleurales généralisées* à

toute la hauteur du bord postérieur. *Ganglions trachéo-bronchiques nombreux, anthracosiques, dont l'un d'eux contient quelques masses calcifiées (tubercules de guérison).* — Bloc de pneumonie occupant la moitié inférieure du lobe supérieur et au milieu duquel on découvre par une coupe, « un *foyer anthracosique sous-pleural, très fibreux,* correspondant vraisemblablement à une vieille lésion tuberculeuse guérie (1). » — A ce niveau la plèvre est très adhérente et très épaissie.

Poumon droit. — Congestion et œdème dans toute la hauteur. — Nombreuses et anciennes adhérences presque entièrement généralisées. *De vieux tubercules anthracosiques en nombre considérable* se trouvent dans toute l'étendue du parenchyme du poumon. — De place en place, on en trouve quelques-uns encore *caséeux.*

Observation CXIV (N° 588).

Guerré, Marie, 51 ans. Date du décès, 14 avril 1903.

Causes de la mort. — Ostéomalacie.

Lésions tuberculeuses latentes ou guéries.

Le *poumon gauche,* atteint dans son lobe supérieur d'un emphysème considérable, n'offre aucune adhérence ; mais on trouve, au sommet, *quelques granulations anthracosiques, anciennes,* de guérison. — Base du poumon congestionnée, le reste est sain.

Le poumon droit, également congestionné à la base, montre à la partie moyenne du lobe supérieur, au-dessous de la plèvre *deux tubercules, anciens, calcifiés,* avec quelques rares adhérences au sommet.

Observation CXV (N° 593).

Seyller, Antoine, 52 ans. Date du décès, 12 mai 1903.

(1) D. Letulle. Autopsie du 10 avril 1903.

Causes de la mort. — Hémiplégie ancienne. Broncho-pneumonie aiguë chez un vieil athéromateux. Néphrite chronique. — Anévrisme de l'artère sylvienne à son origine (constaté à l'autopsie).

Lésions tuberculeuses latentes ou guéries.

Au *poumon gauche, petits placards de pneumonie ardoisée; au sommet,* traces de cicatrices pigmentaires, indices vraisemblables de tuberculose méconnue.

Au *poumon droit,* mêmes *lésions ardoisées du sommet.* — Le parenchyme pulmonaire est parsemé de *nombreux tractus fibreux anciens*; enfin on découvre des *nodules anthracosiques sous-pleuraux* au sommet et au lobe moyen « anciennes lésions tuberculeuses guéries ». — Les ganglions du hile des poumons sont petits mais anthracosiques. (Dr Letulle, autopsie du 14 mai 1903).

HOPITAL SAINT-ANTOINE

Protocoles des autopsies pratiquées par M. le Dr Letulle
Années 1891. — 1895-96. — 1896-97. — Observations choisies.

Observation I (N° 22).

Levraud, Ferdinand, 24 ans. Date du décès, 27 avril 1891.

Causes de la mort. — Broncho-pneumonie.

Lésions tuberculeuses latentes ou guéries. — Outre les lésions broncho-pneumoniques qui ont déterminé la mort, on note à l'autopsie, l'existence de lésions chroniques des deux sommets droit et gauche; les détails manquent sur ces lésions chroniques, mais *la découverte d'un ganglion calcifié* (tubercule de guérison) au hile du poumon droit, *et la présence de travées fibreuses cicatricielles du parenchyme,* sont en faveur de lésions anciennes tuberculeuses, méconnues et cicatrisées.

OBSERVATION II (N° 25).

Rodier, 70 ans. Date du décès. 30 avril 1891.

Causes de la mort. — Broncho-pneumonie des vieillards.

Lésions tuberculeuses latentes ou guéries. — Au sommet du *poumon droit* on trouve de vieilles et anciennes adhérences ; de plus le lobe supérieur du *poumon gauche* contient *un vieux noyau calcifié, qui n'est autre qu'un tubercule de guérison.*

OBSERVATION III (N° 44).

Lejeune, Louise, 82 ans. Date du décès, février 1891.

Causes de la mort. — Sénilité. Congestion œdémateuse hypostatique de la base des poumons.

Lésions tuberculeuses latentes ou guéries. — Le *poumon gauche* seul offre quelques vieilles adhérences au sommet dans lequel on trouve un petit bloc fibroïde anthracosique qui « semble avoir été un tubercule de la jeunesse. » (Dr Letulle, Protocoles de Saint-Antoine, 1891.)

OBSERVATION IV (N° 13).

Dogwig, Georges, 40 ans. Date du décès, 3 juin 1895.

Causes de la mort. — Pneumonie alcoolique délirante.

Lésions tuberculeuses latentes ou guéries. — Adhérences celluleuses anciennes à tout le lobe supérieur du poumon droit, et à sa face diaphragmatique. — *Le sommet contient un gros tubercule caséeux du volume d'un noyau de cerise*, entouré de tractus fibreux anthracosiques assez étendus, tubercule situé au fond d'un pli transversalement dirigé dans ce sommet et long de 3 centimètres environ. — En dehors de ce pli, on trouve également d'autres noyaux tuberculeux et anthracosiques, mais plus petits. — *Deux foyers tuberculeux anciens* se découvrent à la partie supérieure du lobe inférieur du poumon droit. L'un, sous-pleural, est composé d'une cinquantaine de granulations tuberculeuses, fibreuses, guéries (tubercules de guérison) ; l'autre est une cavernule de la grosseur d'un pois, emplie de matière caséeuse. — Ganglions du hile anthracosiques.

Le *poumon gauche* présente aussi des adhérences anciennes, solides. — Le lobe supérieur offre des signes de pneumonie chronique interstitielle ancienne anthracosique. — Au sommet, trois à quatre petits noyaux tuberculeux anciens miliaires, calcifiés, entravés au milieu de travées scléreuses, sont des preuves évidentes, indéniables, d'une ancienne tuberculose guérie et cependant ignorée.

Observation V (N° 14).

Legras, 50 ans. Date du décès, mois de juin 1895.

Causes de la mort. — Néphrite chronique (infarctus du cœur).

Lésions tuberculeuses latentes ou guéries. — La *plèvre* du lobe moyen du *poumon droit* est *notablement épaissie* sur une étendue de 5 centimètres environ. La face supérieure et la face inférieure de ce lobe renferment chacune un *petit noyau tuberculeux gros comme un pois et calcifié à son centre* (tubercule de guérison). — On y trouve également deux infarctus pulmonaires récents, pas encore très secs et à la surface de l'un d'eux, le plus antérieur, existe un *troisième nodule tuberculeux crétacé de guérison.* Congestion intense dans le reste du poumon droit. — Des adhérences anciennes, celluleuses, lâches, occupent le 1/3 supérieur du lobe supérieur. — Le sommet paraît intact. — Un *petit noyau anthracosique,* tubercule de guérison, se découvre sous la plèvre au milieu de la face diaphragmatique du lobe inférieur. — Gros comme une lentille, ce tubercule de guérison est entouré d'*adhérences.*

Observation VI (N° 28).

Heuze, Paul, 53 ans. Date du décès, 4 juillet 1895.

Causes de la mort. — Pneumonie.

Lésions tuberculeuses latentes ou guéries. — Au sommet du poumon gauche on trouve un *placard* de fausses membranes assez adhérentes, d'origine ancienne. — Au même endroit, une hépatisation rouge, fibrineuse, de nature récente, mais parsemée de *grands placards anthracosiques,* anciens, de guérison et deux *petits foyers de pneumonie corticale,* gros comme des pois. — Enfin, en plein lobe inférieur gauche, on trouve encore un *petit foyer tuberculeux, caséifié,* de la grosseur d'un grain de mil. — D'autre part, outre des adhérences celluleuses, anciennes, généralisées à toute la hauteur du poumon droit on note au sommet de ce poumon un *petit placard de pneumonie ardoisée* de la largeur du doigt.

Observation VII (N° 52).

Dupuy, Hubert, 73 ans. Date du décès, décembre 1895.

Causes de la mort. — Vieillesse. — Malade mort une heure après son entrée dans le service de M. le Dr Letulle. — Aucun renseignement. — Autopsie : 36 heures après décès. — Congestion pulmonaire.

Lésions tuberculeuses latentes ou guéries. — De *vieilles adhérences,* se trouvent dans le poumon gauche, sur la face inférieure et le bord postérieur de la languette. — Aucun tubercule au sommet. — Base congestionnée.

Le *poumon droit,* dont la base est fortement congestionnée, offre en outre de *simples épaississements fibroïdes* de la plèvre (nature inflammatoire) et, perdu au milieu du parenchyme pulmonaire, un *ancien tubercule* de guérison, *révélant l'existence d'une ancienne tuberculose méconnue.*

Il est à noter que les organes du sujet, étaient remarquablement sains pour la plupart.

Observation VIII (N° 59).

Lavaut, Marie. Date du décès, 3 janvier 1896.

Causes de la mort. — Néphrite chronique. Urémie.

Lésions tuberculeuse latentes ou guéries. — Le poumon droit, a été *rétracté,* à la suite d'un épanchement pleurétique ancien, dont quelques *anciennes adhérences,* trouvées à la face interne du lobe inférieur, en sont des traces évidentes.

Et, sur la partie moyenne du bord antérieur du lobe supérieur, on note l'existence *d'un petit tubercule ancien, fibrocaséeux,* de guérison.

Poumon gauche. — Très congestionné, mais sans traces de tuberculose latente.

Observation IX (N° 60).

André, Martin, 64 ans. Date du décès, 3 janvier 1895.

Cause de la mort. — Hémorragie cérébrale.

Lésions tuberculeuses latentes ou guéries.

Poumon droit. — Adhérences anciennes, à la partie moyenne et inférieure du poumon. Ganglions du hile peu volumineux mais anthracosiques.

Poumon gauche. — *Tubercule calcifié,* vers la partie antéro-inférieure du lobe supérieur gauche, de la grosseur d'une noisette. — *Sclérose légère ardoisée du sommet.* — Anciennes adhérences, beaucoup plus nombreuses qu'à droite. — *Gros ganglion sus-bronchique,* également *calcifié.*

Observation X (N° 61).

Guillemard, Jean-Baptiste, 59 ans. Date du décès, 4 janvier 1896.

Causes de la mort. — Aortite chronique. Dilatation du cœur.

Lésions tuberculeuses latentes ou guéries. — Seul, le poumon droit présente à son sommet *un vieux placard tuberculeux gros comme une aveline,* et quelques *adhérences anciennes* entre les différents lobes. — Le lobe inférieur est œdémateux et congestionné.

Le poumon gauche est considérablement emphysémateux.

Observation XI (N° 73).

Chicanne, Marie, 50 ans. Date du décès, janvier 1896.

Causes de la mort. — Péricardite avec épanchement. Anasarque. Asystolie.

Lésions tuberculeuses latentes ou guéries. — Épaississement fibroïde, jaunâtre, du feuillet viscéral de la plèvre, au niveau du sommet du poumon gauche.

Le poumon droit offre de *vieilles adhérences* au niveau de la plèvre interlobaire; *un petit noyau fibreux,* qui semble être en partie tuberculeux, situé à 3 centimètres du sommet au centre du lobe supérieur; enfin *un ganglion anthracosique très dur, très sec,* situé au-dessus d'une bronche destinée au lobe inférieur.

Observation XII (N° 78).

Perru, Louis, 70 ans. Date du décès, 8 février 1896.

Causes de la mort. — Néphrite chronique. Urémie terminale.

Lésions tuberculeuses latentes ou guéries. — Le poumon droit est *très adhérent.* Il présente à son *sommet de vieilles cicatrices fibro-caséeuses.* Au milieu du lobe inférieur on note *quelques vieux foyers tuberculeux,* disséminés *sous forme d'étoiles noires* au centre desquelles on trouve un *nodule tuberculeux.*

Le poumon gauche est rempli d'*adhérences anciennes,* celluleuses, généralisées.

Dans le lobe inférieur, on trouve de *nombreuses travées fibreuses,* au milieu desquelles sont disséminées un grand nombre de *granulations tuberculeuses blanchâtres.*

Ce qui indique, d'une manière certaine, une ancienne poussée de tuberculose avec pleurésie *celluleuse et sclérose pulmonaire disséminée* (noirâtre anthracosique).

Observation XIII (N° 107).

Perrache, Anne, 39 ans. Date du décès, 30 mai 1896.

Causes de la mort. — Aortite chronique. Œdème aigu des poumons, ayant causé la mort.

Lésions tuberculeuses latentes ou guéries. — Le sommet du poumon *gauche* offre quelques *adhérences légères.* — Plèvres intactes.

Le poumon *droit* a son sommet couvert de *vielles adhérences.* — *Deux tubercules de guérison se rencontrent à la partie inférieure du lobe supérieur.*

La rate, volumineuse, offre également quelques adhérences anciennes (péri-splénite).

Observation XIV (N° 110).

Soulat, veuve Berger, 71 ans. Date du décès, 2 juin 1896.

Causes de la mort. — Asystolie.

Lésions tuberculeuses latentes ou guéries.

Le poumon *gauche* contient *de nombreuses adhérences* anciennes au niveau de la plèvre médiastine. — Le sommet, adhérent, est parsemé de noyaux tuberculeux anciens (*tubercules de guérison*). — Au hile de ce poumon, *quelques-uns des ganglions sont calcifiés.*

Le poumon *droit* offre également beaucoup de vieilles adhérences et son *sommet* est *couturé de cicatrices fibreuses.* — A l'intérieur du poumon, les bronches sont dilatées et on y rencontre, disséminés, un grand nombre *de noyaux tuberculeux, anciens,* de guérison.

Observation XV (N° 115).

Lavallée, Hubert, 71 ans. Date du décès, 23 juin 1896.

Causes de la mort. — Cancer de l'estomac.

Lésions tuberculeuses latentes ou guéries.

Le poumon *gauche* est couvert d'adhérences pleurétiques anciennes excessivement résistantes, présentant un *aspect cartilaginiforme.* — La plèvre n'adhère que par son feuillet pariétal ; le feuillet viscéral est le siège d'un épaississement blanc nacré, et couvert de végétations résistantes et saillantes.

Dans les ganglions du hile du poumon gauche, on trouve un *gros ganglion* sous-bronchique, *envahi par la matière calcaire,* et du volume d'une petite noix (tubercule de guérison).

Seuls, quelques adhérences pleurales recouvrent la surface du poumon *droit.*

Observation XVI (N° 129).

Dufour, Céline. Date du décès, 17 novembre 1896.

Causes de la mort. — Athérome artériel. Néphrite chronique. Hématémèse.

Lésions tuberculeuses latentes ou guéries.

Le poumon *gauche* est notablement emphysémateux. Le lobe inférieur contient *quelques petits tubercules calcaires anciens, soit dans la plèvre, soit à l'intérieur du parenchyme.* — Un petit ganglion du hile contient également *un noyau calcifié.*

On retrouve le même état emphysémateux dans le poumon *droit,* qui, en outre, offre *sous sa plèvre, un certain nombre de granulations tuberculeuses anciennes, guéries.*

Observation XVII (N° 132).

Fournier, Charles, 52 ans. Date du décès, 2 décembre 1896.

Causes de la mort. — Adénopathie ganglionnaire (aisselles et cou). Cachexie terminale. L'autopsie a révélé l'existence d'une tumeur du médiastin antéro-supérieur.

Lésions tuberculeuses latentes ou guéries. — Les deux poumons sont le siège *d'une tuberculose chronique ancienne, fibreuse,* surtout marquée au lobe supérieur droit.

De nombreuses et *anciennes adhérences*, réunissent les lobes du poumon droit.

Les ganglions du médiastin sont volumineux, mais peu anthracosiques.

En outre, on voit qu'un ganglion sous-trachéo-bronchique droit renferme des *parcelles de matières calcaires, platreuse,* « qui semblent bien résulter d'une tuberculose ancienne guérie » (Protocole de Saint-Antoine. — Dr Letulle, 1896).

Observation XVIII (N° 4).

Marchal, Étienne, 44 ans. Date du décès, 22 janvier 1896.

Causes de la mort. — Hémorragie cérébrale.

Lésions tuberculeuses latentes ou guéries.

Poumon droit. — Congestionné.

Le *poumon gauche,* l'est également, mais à la partie inférieure du lobe inférieur, on trouve *un petit tubercule calcaire* de la grosseur d'un petit pois, et *un ganglion du hile est calcaire* également. — Ce sont là deux tubercules de guérison.

Observation XIX (N° 5).

Hauter, Michel, 56 ans. Date du décès, 24 janvier 1897.

Causes de la mort. — Néphrite chronique. Urémie.

Lésions tuberculeuses latentes ou guéries. — On trouve aux deux bases de la bronchectasie, avec sclérose pulmonaire et emphysème léger. — Le point de départ de ces lésions a pu *être une tuberculose antérieure spontanément guérie,* car on en trouve les preuves évidentes dans *quelques tubercules fibreux* disséminés dans le parenchyme et par l'existence d'un *gros ganglion calcaire,* danse médiastin (tuberculose latente).

Observation XX (N° 9).

Carlin, Michel, 47 ans. Date du décès, 13 février 1897.

Causes de la mort. — Entré mourant dans le service. — Hypertrophie cardiaque.

Lésions tuberculeuses latentes ou guéries. — Les deux poumons, à part une très légère congestion des bases, sont sains. — En complétant l'examen, on note l'existence d'un *ganglion sus-bronchique* gauche, *anthracosique et calcaire.* — Dans le poumon gauche, on trouve *quelques nodules antracosiques anciens* (tubercules de guérison) ainsi que de *vieilles adhérences* pleurales anciennes plus nombreuses à la base.

Observation XXI (N° 10).

Depauvre, Auguste, 58 ans. Date du décès, 20 février 1897.

Causes de la mort. — Cancer de l'estomac (région pylorique).

Lésions tuberculeuses latentes ou guéries.

Poumon droit. — Emphysème considérable. — *Quelques adhérences pleurales* interlobaires, au milieu d'elles, un petit tubercule sous-pleural calcaire (tubercule de guérison) et *un gros tubercule anthracosique* sous-bronchique, *non calcifié.*

Le *poumon gauche* est atteint d'une vieille lésion tuberculeuse du sommet. — Cette tuberculose ancienne, guérie, est caractérisée *par une caverne* du volume d'une mandarine, à parois fibreuses, lisses ; il n'y a pas trace de lésions tuberculeuses récentes autour de cette caverne. — On peut se demander, si cette caverne ne serait pas une simple dilatation bronchique, sans bacillose. — Les ganglions du hile gauche sont anthracosiques. — Enfin au niveau de la face interlobaire du lobe inférieur, on note un à *deux petits tubercules anthracosiques*, tubercules de guérison, réaction certaine d'une vieille tuberculose méconnue.

Observation XXII (N° 12).

Batt, Georges, 87 ans. Date du décès, 22 février 1897.

Causes de la mort. — Urémie chez un vieil artério-scléreux.

Lésions tuberculeuses latentes ou guéries. — On constate au poumon gauche un épanchement pleurétique. — Les ganglions du hile sont peu anthracosiques. — On note parmi d'autres lésions plus évidentes de tuberculose ancienne, guérie, l'existence au sommet de quelques *vieux placards de pneumonie chronique ardoisée.* — Le lobe supérieur même est très adhérent et *très chargé de charbon.* — Adhérences anciennes à la base (pleurésie).

Le *poumon droit* est sain.

Observation XXIII (N° 17).

Garnier, Georges, 57 ans. Date du décès, 19 mars 1897.

Causes de la mort. — Cancer de l'estomac (région pylorique). Adénopathie trachéo-bronchique cancéreuse et bacillaire. Broncho-pneumonie gauche.

Lésions tuberculeuses latentes ou guéries.

Poumon gauche. — Présente des adhérences pleurales anciennes étendues. — *Caverne ancienne* du sommet gauche, de la grosseur d'une noix; tubercules de *broncho-pneumonie disséminés autour.*

Poumon droit. — *Adhérences généralisées* et œdème étendu à tout le poumon.

Enfin signature évidente d'une poussée antérieure de tuberculose guérie, *un ganglion calcifié* est rencontré dans le hile du poumon droit.

Observation XXIV (N° 8).

Duclaux, Eugène, 62 ans. Date du décès, 12 février 1897.

Causes de la mort. — Néphrite chronique. Dilatation du cœur droit. Asystolie.

Lésions tuberculeuses latentes ou guéries.

Le *poumon droit* offre des *lésions de symphyse pleurale très anciennes* caractérisées par de vieilles adhérences de la base. — Le poumon lui-même est *sclérosé*, transformé en un *bloc fibreux, anthracosique,* vieilles lésions de *pleuro-pneumonie chronique.*

Au *poumon gauche* la plèvre est adhérente dans toute la hauteur.

IIe GROUPE

GUÉRISON PAR FRONCEMENT OU RATATINEMENT

« C'est moins un mode de guérison proprement dit, qu'un élément de guérison qui joue un rôle important dans la guérison des tubercules (1) ». On l'observe surtout dans les variétés d'induration mélanique que nous retrouverons dans le groupe suivant. C'est au *sommet* du poumon que l'on rencontre le plus ordinairement cette lésion de guérison. Ce sommet est comme *bosselé*. Ces bosselures sont constituées par des portions de lobules ou des lobules entiers pleins d'air, vésiculeux, emphysémateux, séparés les uns des autres par des dépressions qui répondent à un tissu noir fortement induré. Cette forme est donc propre au sommet du poumon; et c'est pourquoi on donne à cet aspect particulier que présente cette région, le nom de *poumon frisé*.

A cette même forme de guérison par froncement, se rattachent les *dépressions ombiliquées*, constituées par une induration fibreuse blanche ou noire, de laquelle divergent, en tous sens, comme des radiations : phénomène de

---

(1) Cruveilhier. An. path. génér., t. IV, *loc. cit.*

même ordre que la rétraction du tissu cicatriciel des solutions de continuité de la peau. Ces cicatrices ombiliquées, peuvent d'ailleurs s'observer sur tous les points de la surface du poumon.

En voici quelques exemples :

Observation I (N° 9).

Forien, Stanislas, 27 ans. Date du décès, 26 février 1891.

Causes de la mort. — Symphyse cardiaque.

Lésions tuberculeuses latentes ou guéries. — Énorme symphyse cardiaque et lésions nodulaires graisseuses hépatiques. — Ilots tuberculeux anciens au sommet du poumon droit.

Le sommet du poumon gauche est frisé, fibreux et *renferme une caverne ancienne, cicatrisée.*

Au hile du poumon droit on note un ganglion dur, anthracosique.

Enfin des travées fibreuses anciennes se dessinent dans le parenchyme.

Observation II (N° 48).

Pierre, Mathilde (veuve François), 39 ans. Date du décès, 7 octobre 1899.

Causes de la mort. — Hémiplégie droite.

Lésions tuberculeuses latentes ou guéries.

Poumon droit. — Adhérences celluleuses anciennes généralisées. — *Le sommet est frisé* et présente des *tractus fibreux anthracosiques s'enfonçant* à 2 ou 3 centimètres de la surface dans la profondeur du parenchyme.

Poumon gauche. — On y rencontre au sommet quelques petits noyaux tuberculeux anciens, miliaires, caséeux et même calcifiés (tubercules de guérison).

Observation III (N° 190).

Loth, Antoine, 52 ans. Date du décès, 8 octobre 1900.

Causes de la mort. — Hémorragie cérébrale.

Lésions tuberculeuses latentes ou guéries.

Poumon droit. — Quelques tubercules anthracosiques, non caséeux. — Splénisation avec œdème à la partie supérieure du lobe inférieur. — Ilots de broncho-pneumonie hypostatique sur le bord postérieur de ce même lobe.

Poumon gauche. — *Au sommet* adhérences anciennes avec *état légèrement frisé.* — Quelques cicatrices anthracosiques, sans nodules reconnaissables.

Dans le parenchyme, ilots nombreux de broncho pneumonie nodulaire en voie d'hépatisation grise.

Le rein droit est couvert de cicatrices anciennes.

Le rein gauche est atteint de néphrite atrophique.

Observation IV (N° 382).

Collombs, Félix, 53 ans. Date du décès, 16 mars 1903.

Causes de la mort. — Cancer primitif du poumon.

Lésions tuberculeuses latentes ou guéries.

Le *sommet du poumon droit* est *frisé*, mais *sans adhérences.* — Sur la coupe, on trouve dans le parenchyme plusieurs nodules anthracosiques ou caséeux (tuberculose ancienne). Le poumon est parsemé d'ilots de broncho-pneumonie.

Le *poumon gauche* est atteint d'un néoplasme primitif parsemé çà et là de foyers de gangrène, d'odeur fade.

Observation V (N° 530).

Perrin, Auguste, 62 ans. Date du décès, 8 novembre 1902.

Causes de la mort. — Erysipèle développé à la suite d'escharre sacrée. *Broncho-pneumonie.*

Lésions tuberculeuses latentes ou guéries. — Nombreuses adhérences pleurales du côté gauche.

Le *poumon droit* présente une forte adhérence au niveau du sommet. Sur la coupe, on constate *de vieilles lésions tuberculeuses situées dans un grand placard séreux anthracosique.* — A la surface de la plèvre correspondant aux lésions tuberculeuses on remarque *des dépressions cicatricielles donnant l'aspect du poumon frisé.*

Le *poumon gauche* est impossible à peser à cause *de ses adhérences nombreuses avec les organes voisins. Symphyses pleurales très adhérentes.* La plèvre pariétale adhère fortement. Sur la coupe on constate de vieilles lésions tuberculeuses du sommet au milieu de placards scléreux anthracosiques. — Atélectasie du lobe inférieur du poumon à ce niveau.

Foie. — Présente quelques adhérences à sa face postérieure.

Rein gauche. — Capsule adhère avec parenchyme.

IIIe GROUPE

GUÉRISON PAR INDURATION MÉLANIQUE ARDOISÉE OU « PHLEGMASIE INDURÉE DE GUÉRISON » (1)

Alors que l'inflammation aiguë ou chronique généralisée et surtout la transformation purulente sont la complication la plus redoutable de la tuberculose pulmonaire, l'inflammation chronique indurée, lorsqu'elle est circonscrite aux granulations, aux tubercules, qu'elle isole des parties voisines, constitue pour les tubercules une barrière infranchissable, car elle transforme le tissu du poumon, en un tissu dense, fibreux, granitiforme, incapable de tuberculisation aussi bien que de tout processus inflammatoire, et surtout incapable de suppuration. Le tissu pulmonaire ainsi induré a perdu pour toujours avec sa structure vésiculaire, son élasticité, sa vascularité, sa vitalité et toutes ses affinités morbides.

L'*induration mélanique est profonde* dans cette variété de tuberculose de guérison, dont la *pneumonie ardoisée est le type*. Dans la variété précédente, à type de *poumon frisé*, l'induration anthracosique n'était que *superficielle*.

Rien n'est aussi commun que de voir le sommet du

---

(1) CRUVEILHIER. Ann. path. génér., t. IV. *Loc. cit.*

poumon, transformé en un *tissu fibreux noir ardoisé*, résistant à la pression, à la lacération, extrêmement dense, *criant sous le scalpel*, à la manière d'un cartilage et quelquefois parsemé de petits foyers de matière plâtreuse, crétacée, calcaire, qui ne sont autre chose que des *tubercules de guérison*.

Un autre type de ce mode de guérison est celui dans lequel le parenchyme du poumon et généralement *le sommet*, est *dense, noir, imperméable*, mais fragile à la manière d'une truffe de mauvaise qualité dont il a la consistance et la couleur et rappelant aussi l'aspect d'un marbre noir, veiné de blanc. . ..

On peut rencontrer cette transformation fibreuse des vésicules pulmonaires qui enserre, étreint le tubercule à *toutes les périodes de son développement*. La transformation fibreuse, une fois opérée, la production de la matière tuberculeuse est à tout jamais arrêtée. Cette matière isolée, durcit, se condense et devient crétacée.

Ajoutons que cette induration fibreuse forme les parois des cavernes de guérison.

Ce mode de guérison est donc extrêmement fréquent. Nous pourrions même affirmer que c'est peut-être le plus commun, car, dans les nombreuses observations dites « suspectes », c'est-à-dire lésions pleuro-pulmonaires dans lesquelles seules étaient observées de minimes adhérences anciennes, ou de rares cicatrices, nous avons rencontré dans les trois quarts des cas, la présence de la pneumonie ardoisée siégeant le plus souvent au niveau d'un ou de deux sommets, caractérisée généralement par une mince bande de tissu fibreux, dense, de couleur noire, ardoisée, entourée d'emphysème cortical du parenchyme pulmonaire, lésion minime en apparence, mais qui n'en révélait pas moins l'existence d'une pneumonie chronique, ancienne, guérie et cicatrisée.

Telle est, dans son aspect général, la variété de lésion tuberculeuse de guérison, dénommée par Cruveilhier : « Phlegmasie indurée ou induration mélanique ardoisée de guérison. »

Nous en avons recueilli de beaux exemples.

Observation I (N° 90).

Le Théoff, Joséphine, 32 ans. Date du décès, 2 novembre 1898.

Causes de la mort. — Néphrite chronique. Asystolie.

Lésions nombreuses de la cavité abdominale. Ascite chyleuse. Fausses membranes caséeuses des culs-de-sac de Douglas. Nombreuses adhérences péri-spléniques.

Foie. — Paraît atteint de cirrhose sans péri-hépatite. Mésentère semé de noyaux ganglionnaires dont l'un d'eux est caséeux. Muqueuse duodénale hyperhémiée et deux petites ecchymoses, à 5 centimètres du pylore.

Lésions tuberculeuses latentes ou guéries.

Les *deux poumons* congestionnés présentent chacun à *leur sommet un placard de pneumonie ardoisée,* traces de tuberculose ancienne guérie. Les ganglions du hile sont anthracosiques.

Observation II (N° 54).

Ducruet, François, 46 ans. Date du décès, 27 novembre 1899.

Causes de la mort. — Cancer de l'estomac.

Lésions tuberculeuses latentes ou guéries. — Lésions suspectes, en faveur d'une ancienne lésion tuberculeuse méconnue, caractérisée par l'*aspect frisé du sommet du poumon droit*, et *l'état ardoisé du sommet du poumon gauche*. Sans tubercules de guérison reconnaissables.

Observation III (N° 127).

Richard, Auguste, 65 ans. Date du décès, 29 avril 1900.

Causes de la mort. — Insuffisance aortique par athérome. Urémie. Néphrite chronique.

Lésions tuberculeuses latentes ou guéries.

Les *deux poumons* ne présentent *pas de trace* de tubercules reconnaissables, mais des adhérences anciennes existent à la base et au sommet gauche existe un placard de *pneumonie ardoisée sèche*.

La base du poumon gauche est congestionnée.

Observation IV (N° 269).

Dubois, Marie, 81 ans. Date du décès, 10 mars 1901.

Causes de la mort. — *Pneumonie* contractée dans la salle.

Lésions tuberculeuses latentes ou guéries. — On ne trouve aucune trace de tuberculose récente dans les poumons, mais on constate une anthracose considérable et corticale du lobe supérieur du poumon gauche. — Le lobe inférieur du même poumon est atteint, en entier, de *pneumonie plane*.

Sur le *poumon droit*, on note la présence de quelques fausses membranes fibrineuses, disséminées à la surface.

Observation V (N° 316).

Raymond, Angé, 52 ans. Date du décès, 22 mai 1901.

Causes de la mort. — Pneumonie caséeuse.

Lésions tuberculeuses latentes ou guéries. — Adhérences anciennes du poumon gauche. Vaste caverne au sommet. Dans le reste du lobe inférieur nombreux nodules tuberculeux en partie anthracosiques. — Adhérences discrètes interlobaires et au sommet du poumon droit, ilot de pneumonie caséeuse. — Au-dessus de la plèvre, *placard de pneumonie ardoisée,* dans presque tout le lobe supérieur. — Ces lésions sont conglomérées.

Nombreuses et anciennes adhérences, résistantes, dans le cæcum.

Observation VI (N° 331).

Le Blach, Marie-Jeanne, 50 ans. Date du décès, 19 juin 1901.

Causes de la mort. — *Pneumonie développée* sur une brightique.

Lésions tuberculeuses latentes ou guéries.

Au sommet du *poumon gauche,* on trouve un placard *de pneumonie ardoisée* ancienne, preuve évidente d'une ancienne tuberculose ignorée, mais guérie.

Le lobe inférieur du *poumon droit* est le siège d'hépatisation fibrineuse de couleur gris jaunâtre.

Observation VII (N° 518).

Ligué, Louis, 53 ans. Date du décès, 10 novembre 1902.

Causes de la mort. — Cancer du foie d'origine indéterminée.

Lésions tuberculeuses latentes ou guéries. — Lésions de néphrite chronique. — Adhérences péri-spléniques anciennes, au niveau du bord postérieur de la rate.

Poumon droit. — Présente à son sommet, un *petit placard de pneumonie ardoisée.*

Adhérences du *poumon gauche* au niveau de la languette du lobe supérieur.

Un peu de pneumonie ardoisée au sommet.

Au *foie,* adhérences anciennes très nombreuses. Cancéreux et d'un volume énorme.

Observation VIII (N° 575).

Armand, Arsène-François, 35 ans. Date du décès, 28 février 1903.

Causes de la mort. — Pneumonie double du sommet.

Lésions tuberculeuses latentes ou guéries.

Le *poumon gauche* présente des adhérences, cellules anciennes au niveau du diaphragme et de son bord postérieur.

Poumon droit. — Nombreuses adhérences anciennes. — Au sommet, tractus fibreux anciens, indiquant autant de cicatrices tuberculeuses. « Il existe même en un point *un large placard de pneumonie ardoisée,* « preuve de tuberculose ancienne guérie ». (Dr Letulle).

IVᵉ GROUPE

GUÉRISON PAR ENKYSTEMENT

L'anatomie pathologique de ce groupe de tuberculoses de guérison nous montre que le tissu pulmonaire sain est séparé du tissu pulmonaire malade par une membrane cellulo-fibreuse qui forme comme une barrière de protection à l'envahissement et à la propagation du processus tuberculeux.

La portion du parenchyme pulmonaire qui a été le siège de la dégénérescence tuberculeuse est transformée, tantôt en *un seul kyste*, rempli par une espèce de mastic, analogue pour la couleur et pour la consistance au mastic de vitrier ; tantôt, en *plusieurs kystes*, remplis de matière crétacée ou caséo-plâtreuse.

Cruveilhier considère ces divers états de la matière contenue dans les kystes, « non pas comme une différence de nature du processus pathologique, mais bien comme une différence de période, dans la maladie ». Il n'y a plus aujourd'hui de doute à cet égard.

Il est très fréquent de rencontrer de ces petits kystes plâtreux, disséminés çà et là dans l'épaisseur du poumon.

Ordinairement le kyste est très épais, très dense, et contraste par sa couleur noire avec la blancheur de la matière crétacée qui y est contenue. On rencontre quelquefois au lieu de cette matière blanchâtre, plâtreuse, pulvérulente, une *concrétion ossiforme*, à la surface rugueuse et adhérente au kyste.

Cruveilhier dit encore : « Qu'il n'est pas rare de rencontrer, à l'autopsie de vieilles femmes mortes à la Salpêtrière, des kystes de cette variété ossiforme au milieu d'un poumon frappé de pneumonie et dont le sommet est frisé (emphysème cortical).

Dans la phtisie fibreuse et la phtisie arthritique de Morton, ou phtisie herpétique de Lancereaux dont les caractères anatomiques sont différents, mais dont le mode d'évolution est le même, on note à l'autopsie une fibro-formation abondante et il y a lieu de se demander si cette fibro-formation représente dans le cas particulier de la phtisie fibreuse, une *réaction de guérison*, ou un mode particulier de réaction pathologique.

La fibro-formation dont nous avons parlé plus haut s'accompagne souvent de calcification dans cette variété de tuberculose et c'est surtout dans cette forme qu'on peut observer l'expectoration de calculs composés de phosphate et de carbonate de chaux, de graisse, de cholestérine, d'albumine et de mucus provenant tout aussi bien de foyers tuberculeux ganglionnaires que de cavernes pulmonaires et constituant la variété de tuberculose connue sous le nom de « phtisie calculeuse de Bayle ».

Vᵉ GROUPE

GUÉRISON PAR CAVERNE

Là encore, nous trouvons des cas extrêmement fréquents de ce mode de guérison. Cruveilhier prétend même que « c'est peut-être le plus fréquent ».

Ces cavernes sont presque toujours anfractueuses, à parois très denses, à surface interne rouge, qui offre quelque analogie avec le tissu muqueux, mais qui présente bien évidemment les caractères du tissu fibreux et, selon l'expression même de Cruveilhier « ressemblant tout à fait aux cicatrices cutanées, moins l'épiderme ».

Laënnec a parfaitement décrit toutes les particularités de structure que présentent ces cavernes, leur communication avec les bronches, les tractus fibreux qui les traversent, les géodes remplies de matière crétacée dont l'ensemble les constitue, etc.

D'autres observateurs parmi lesquels nous citerons, Schlenker et Wellsberg en Allemagne les ont également bien décrites. *La véritable caverne de guérison* dont Laënnec a rapporté des exemples est *extrêmement rare*. Elle se présenterait sous quatre aspects différents.

I. — La cavité persiste ; elle est vide et communique avec les bronches (cicatrices fistuleuses de Laënnec) ; elle est tapissée par du tissu fibreux, organisé, pigmenté et froncé par retrait ; elle forme un « véritable sinus aérien ».

II. — La cavité est pleine de matière crétacée.

III. — Elle est occupée par une masse fibro-cartilagineuse, résultat de la végétation conjonctive de la paroi.

IV. — Elle disparait par accolement des surfaces opposées et il reste une cicatrice linéaire de consistance fibreuse (Jaccoud).

Quelle serait donc, d'après ce que l'on vient de dire, la genèse de ces cavernes de guérison ?

Ces cavernes, et c'est un fait démontré aujourd'hui, seraient le résultat d'une infection bronchique ou d'une inflammation des ganglions péri-bronchiques, et de l'ouverture de la poche formée par ces ganglions dans la bronche correspondante, usée par le processus irritatif, inflammatoire ou infectieux.

En général, dans les autopsies pratiquées sur [illegible]ciens tuberculeux guéris, on trouve très souvent, [illegible] dirions même presque toujours, des ganglions bronchiques ou péri-bronchiques indurés, ici pierreux, là caséeux, ou d'une dureté cartilagineuse, très souvent anthracosiques et marbrés au centre, blancs à la circonférence.

Quelquefois une matière plâtreuse, couleur lait de chaux est renfermée dans un de ces kystes ganglionnaires, dont les parois sont ardoisées ou mélaniques.

Tous ces kystes plâtreux, tous ces ganglions calcifiés ou crétacés, ne sont autre chose que des tubercules de guérison, signature évidente et stigmates indélébiles, d'anciennes poussées de tuberculose pulmonaire ignorée et guérie.

Voici quelques exemples de ces cavernes de guérison.

Observation I (n° 16).

Bérat, François, 62 ans. Date du décès, 14 juin 1895.

Causes de la mort. — Cancer de l'estomac.

Lésions de tuberculose latente ou guérie. — *Une grosse caverne, ancienne, à parois fibreuses,* sillonnée par deux vaisseaux se montre au sommet du *poumon droit.* — *Cette caverne tuberculeuse, guérie,* est en faveur d'une vieille poussée de tuberculose ignorée. D'ailleurs, le reste du poumon droit est envahi de tractus fibreux avec anthracose, signes manifestes d'une tuberculose fibreuse ancienne.

Le *poumon gauche* présente des lésions identiques.

Observation II (n° 54).

Soulier, femme Normandel, 49 ans, Date du décès, 19 juin 1898.

Causes de la mort. — Cirrhose atrophique.

Lésions tuberculeuses latentes ou guéries. — On note dans la hauteur du *poumon droit* quelques ilots tuberculeux nodulaires disséminés.

Adhérences anciennes généralisées au *poumon gauche.* — Au sommet se trouve *une vieille caverne tuberculeuse qui se détache facilement.*

Observation III (n° 186).

Béguine, Paul, 59 ans. Date du décès, 4 novembre 1900.

Causes de la mort. — Cancer du larynx.

Lésions tuberculeuses latentes ou guéries.

Le *poumon droit* présente des lésions de broncho-pneumonie (hépatisation rouge). — Œdème du lobe supérieur qui contient un petit noyau tuberculeux anthracosique (tubercule de guérison).

Le *poumon gauche* offre des vieilles adhérences dans toute la hauteur et *au sommet une ancienne et vieille caverne de la grosseur d'une orange.* — Dans le lobe inférieur existent de nombreux nodules tuberculeux broncho-pneumoniques.

Les lésions cicatricielles anciennes de ces poumons révèlent l'existence d'une tuberculose antérieure guérie.

Adhérences anciennes fibreuses entre la vésicule biliaire et le duodénum.

Observation IV (n° 239).

Bon, 66 ans. Date du décès, 31 janvier 1901.

Causes de la mort. — *Pneumonie.* Symptômes de néphrite chronique.

Lésions tuberculeuses latentes ou guéries.

Poumon droit. — *Vieille caverne tuberculeuse au sommet,* sans traces de lésions tuberculeuses récentes. — A la base, *vieilles adhérences épaissies et calcifiées* de la plèvre diaphragmatique, avec *de vieux nodules tuberculeux anciens* (tubercules de guérison.

Poumon gauche. — Adhérent. Tuberculose nodulaire.

Cœur. — *Vieil îlot calcaire d'endocardite* ancienne, au niveau de la valvule sigmoïde gauche.

Observation V (n° 347).

Guer, Étienne, 59 ans. Date du décès, 5 juillet 1901.

Causes de la mort. — Dilatation des bronches. Gangrène pulmonaire.

Lésions tuberculeuses latentes ou guéries. — Adhérences anciennes au sommet du *poumon droit.* — Au-dessous de ces adhérences on trouve les cavités des bronches dilatées (*anciennes cavernes guéries ?*) logées en plein tissu fibreux. — L'examen microscopique le démontrera. — Placard d'anthracose pulmonaire au sommet droit ; le parenchyme voisin est fibreux, rayonné, et les travées fibreuses s'enfoncent assez largement dans le lobe supérieur. — Ganglions du hile volumineux non calcifiés.

Au sommet du *poumon gauche, vieille caverne tuberculeuse exempte de sphacèle.* — Les parois de cette caverne sont en certains endroits *lisses, dures, fermes.* — (L'examen microscopique fera savoir si on a affaire à une bronche dilatée.) — Le lobe supérieur gauche est dense, fibreux. Au lobe inférieur lésions de pneumonie chronique.

Enfin la plèvre diaphragmatique est très adhérente et on constate une dégénérescence fibromateuse à peu près générale du centre aponévrotique.

Observation VI (N° 367).

Renél, Pierre, 63 ans. Date du décès, 20 octobre 1901.

Causes de la mort. — Hémiplégie gauche ancienne. — Paralysie du droit externe.

Ancien foyer de ramollissement dans la zone motrice de l'hémisphère droit. — Autre foyer de ramollissement constaté en faisant une coupe perpendiculaire à la première et de date déjà ancienne. — Vieux foyer hémorragique ancien, dans hémisphère gauche.

Lésions tuberculeuses latentes ou guéries.

Poumon droit. — Adhérences anciennes dans toute la hauteur. — On trouve dans le lobe supérieur et une partie du lobe moyen, quelques foyers caséeux, siège d'une ancienne tuberculose de guérison. — Ilots de broncho-pneumonie dans le lobe inférieur.

Poumon gauche. — Offre à son *sommet,* une *vieille caverne, ancienne, guérie,* et donnant accès dans une petite cavernule. — Adhérences anciennes. — Cicatrices anthracosiques (tuberculose de guérison). — Endocardite chronique. — Péri-splénite ancienne. — Adhérences péri-appendiculaires et péri-cæcales.

Observation VII (N° 380).

Hodapp, Adèle, 63 ans. Date du décès, 29 novembre 1901.

Causes de la mort. — Diabète. Broncho-pneumonie suppurée.

Lésions tuberculeuses latentes ou guéries.

Poumon gauche. — *Sommet* contient une *vieille caverne détergée.* — Ilots tuberculeux nodulaires, caséeux, entremêlés de nodules de broncho-pneumonie suppurée sont disséminés dans le parenchyme du poumon.

Poumon droit. — Adhérences anciennes du lobe supérieur. — Nombreuses taches anthracosiques tuberculeuses anciennes. — Anthracose sous-pleurale et nombreuses granulations fibroïdes au niveau des scissures interlobaires.

Anciennes adhérences à la surface du foie.

Observation VIII (N° 596).

Préchin, Jean-Baptiste, 50 ans. Date du décès, 20 mai 1903.

Causes de la mort. — Cancer du pharynx.

Lésions tuberculeuses latentes ou guéries.

Au *poumon droit*, ces lésions consistent en de vieilles adhérences au sommet, en un tissu cicatriciel, rayonné, occupant tout le lobe supérieur, de couleur noirâtre, anthracosique. — Le lobe inférieur lui-même est en voie d'anthracose très avancée.

Ces mêmes lésions, adhérences et cicatrices anciennes, se retrouvent dans le *poumon gauche*, et de plus une *caverne guérie et cloisonnée occupe le sommet du poumon.* — La cloison de la caverne est dure, noirâtre, anthracosique et tout autour de cette caverne, le parenchyme fibreux offre les même particularités de rétraction cicatricielle que le poumon droit. — Observation très belle, démontrant les preuves indiscutables de l'évolution spontanément guérie d'une vieille lésion tuberculeuse.

MULTIPLICITÉ DES DIFFÉRENTES LOCALISATIONS DES TUBERCULES DE GUÉRISON

TUBERCULOSE DE GUÉRISON DES GANGLIONS TRACHÉO-BRONCHIQUES.

Quelques méfaits de ces tubercules de guérison.

Les ganglions trachéo-bronchiques, ganglions lymphatiques de la région broncho-pulmonaire, sont, sans contredit, de tous les organes ceux qui sont, après les poumons, les plus sujet à la tuberculisation. Cette affinité est si grande que Louis a cru pouvoir ériger en loi cette proposition, à savoir que : lorsqu'on rencontre des tubercules dans tel ou tel point de l'économie, on en trouve toujours dans les poumons ou dans les ganglions trachéo-bronchiques.

La curabilité de la tuberculisation des ganglions bronchiques est mise hors de doute par un grand nombre de faits ; il est même rare que, dans des cadavres d'individus ayant dépassé la cinquantaine et morts accidentellement, ou de maladies chroniques autres que la tuberculose, on ne trouve pas quelques ganglions bronchiques qui présentent des traces de guérison d'une tuberculisation ancienne, caractérisées par une matière plâtreuse, calcaire ou crétacée, déposée au milieu d'un tissu fibreux, dense, noir ardoisé, preuve bien évidente de la curabilité de l'adénopathie tuberculeuse trachéo-bronchique.

Les *ganglions sous-aortiques*, ou intra-pulmonaires, de Cruveilhier peuvent eux-mêmes avoir été touchés par la tuberculose, guérir et devenir plus tard des stigmates indélébiles de l'ancienne poussée tuberculeuse, spontanément guérie. Ces ganglions sont souvent convertis en kystes à parois épaisses, de couleur ardoisée, contenant une matière semblable au mastic de vitrier, d'un aspect blanc jaunâtre, quelquefois plâtreuse, crétacée, pierreuse.

En voici un bel exemple :

Observation I (N° 214).

Isabey, Blanche, 16 ans. Date du décès, 20 décembre 1900.

Causes de la mort. — Dilatation chronique du cœur. — *Broncho-pneumonie.*

Lésions tuberculeuses latentes ou guéries. — En avant du hile du *poumon droit*, existe un *gros paquet ganglionnaire tuberculeux et calcifié.* — *Lésions identiques en arrière et au-dessous de la bronche droite.* — Enfin un *troisième lot d'adénopathie tuberculeuse calcifiée* existe dans le poumon lui-même au-dessous de la bronche supérieure. — Pas de tubercules dans le poumon.

Poumon gauche. — Cardiaque. — Emphysème modéré.

Cruveilhier cite l'observation d'un de ces kystes « adhérent intimement à la bronche, prêt à s'ouvrir dans ce conduit, dont il soulevait la muqueuse distendue et amincie ».

Cette observation de Cruveilhier nous conduit à ouvrir ici une parenthèse et à signaler le point suivant qui nous paraît mériter l'attention des observateurs. Nous voulons parler des *méfaits des tubercules de guérison.*

M. le Dr Letulle (1) a le premier signalé ces faits curieux et les quelques lignes qui suivent, reproduction exacte de ses observations personnelles si précises et si minutieuses, démontreront d'une façon indiscutable ce point particulier de la question.

« J'ai noté, dit-il, comme tuberculoses éteintes quelques observations où la cause de la mort manifestement indépendante des lésions bacillaires cicatrisées dans le poumon, se rattachait à une localisation extra-respiratoire des bacilles de Koch. Ceux-ci, cultivés à nouveau, avaient infecté à distance des organes importants, d'où une tuberculisation secondaire, plus ou moins rapidement mortelle.

« Ainsi, j'ai recueilli jusqu'à ce jour trois observations de symphyse cardiaque tuberculeuse (péricardite chronique fibro-caséeuse) dans lesquelles la tuberculose pulmonaire était absolument éteinte et stérile. Une infection bacillaire de la séreuse péricardique s'étant faite secondairement, les malades succombèrent à l'asystolie chronique.

« Mêmes remarques à propos d'un cas de mort subite due à la tuberculose des capsules surrénales. Dans cette observation, publiée ailleurs, les lésions tuberculeuses de la plèvre et du poumon étaient minimes, anthracosiques ; les foyers caséeux des glandes surrénales en pleine évolution avaient occasionné, selon toute vraisemblance, la syncope terminale.

---

(1) Dr Maurice LETULLE. Notes communiquées à M. le Dr Knopf, thèse inaugurale, 1900.

« Enfin, il m'a encore été donné, dit en terminant M. Letulle, d'observer une hématémèse foudroyante, causée par la rupture d'un anévrisme de l'artère bronchique développé à l'intérieur d'un abcès caséeux ganglionnaire. Ce ganglion caséeux, ramolli, était sous-trachéo-bronchique et communiquait par un trajet fistuleux avec la cavité œsophagienne. Ici, encore, les tubercules pulmonaires étaient éteints depuis de nombreuses années, et sourdement l'adénopathie chronique avait produit une série complexe de désordres, mortels en dernier lieu. »

Concluons de ce qui précède : la tuberculose des voies respiratoires est très communément curable. Mais elle peut déterminer à distance et à longue échéance des manifestations chroniques, voire même aiguës ou suraiguës de même nature, susceptibles de causer la mort. La fin peut survenir par différents procédés pathogéniques ne relevant pas tous nécessairement de l'infection bacillaire.

Nous fermons ici la parenthèse et passons rapidement en revue les autres localisations fréquentes des tubercules de guérison.

A. — Tubercules guéris du foie.

Les tubercules hépatiques n'ont pas toujours la structure schématique du follicule tuberculeux de Charcot, du « produit de sécrétion solidifié » de Cruveilhier.

Expérimentalement, l'inoculation au cobaye ou au chien d'une culture de tuberculose humaine, peut déterminer dans le foie des lésions inflammatoires d'hépatite interstitielle et de vastes lésions dégénératives par nécrose de coagulation. Les cellules hépatiques frappées se gonflent, deviennent hyalines et réfringeantes ; leur protoplasma se liquéfie ; leur noyau perd son affinité pour les matières colorantes.

Le nodule dégénératif ainsi formé, simule vraiment un tubercule caséeux et tend, quand la lésion est à marche lente, à s'encapsuler de tissu fibreux, à s'encroûter de sels calcaires, à constituer, pour mieux dire, un véritable tubercule de guérison.

Ainsi que l'a montré l'analyse histologique des foies tuberculeux, le bacille de Koch ne fait pas que du tubercule ; il est presque au même degré un agent provocateur de stéatose, de dégénérescences cellulaires diverses et de sclérose.

« Ordinairement, de la grosseur d'un grain de millet, ces tubercules de guérison atteignent quelquefois le volume d'un grain de chènevis ou de blé, facilement reconnaissables, car ils sont la plupart du temps, crétacés, calcifiés, opaques, criant à la coupe, sous le scalpel (1). »

Leur point de départ ordinaire est dans la capsule de Glisson et spécialement dans les espaces portes-sous-lobulaires.

La caséification des tubercules va rarement assez loin pour arriver à produire la fonte nécrobiotique, la caverne tuberculeuse : quand celle-ci existe dans le foie, son siège est constant : elle est péri-biliaire ; de nombreux cas présentés ces dernières années à la *Société anatomique*, en font foi.

Ces cavernes péri-biliaires ont, du reste, une *tendance*

---

(1) Grancher. Maladies de l'appareil respiratoire, 1890 (*loc. cit.*).

naturelle à l'enkystement. Elles peuvent même aboutir à une *véritable guérison spontanée*, par transformation fibreuse ou *crétacée* (cas très rares) ; ce sont de vrais kystes tuberculeux biliaires.

Voici quelques exemples choisis de ces tuberculoses anciennes du foie, que nous avons détachés du classement général de nos observations sur les lésions certaines de « *tuberculose de guérison* ».

Observation I (N° 27).

Parent, Charles, 35 ans. Date du décès, 22 mars 1898.

Causes de la mort. — Fièvre typhoïde, non confirmée par séro-diagnostic.

Lésions tuberculeuses latentes ou guéries. — Le foie, présente d'*anciennes et nombreuses adhérences, et à la face inférieure on trouve quelques vieux tubercules calcaires (tubercules de guérison)*, au milieu des adhérences précitées.

Observation II (N° 32).

Houllier, Jean, 53 ans. Date du décès, 8 juillet 1899.

Causes de la mort. — Cancer de l'œsophage. — Hématémèse foudroyante.

Lésions tuberculeuses latentes ou guéries.

Foie. — Pas trace de péri-hépatite. — Au niveau du bord postérieur du lobe droit, on trouve *un petit tubercule cortical sous-péritonéal calcifié (tubercule de guérison)*.

Observation III (N° 34).

Berthon, Louis, 41 ans. Date du décès, 16 avril 1899.

Causes de la mort. — Pneumonie double suppurée.

Lésions tuberculeuses latentes ou guéries.

Ancienne tuberculose ganglionnaire sous-trachéo-bronchique, se révélant par un ganglion peu volumineux, mais portant en son centre un grain calcaire, trace d'une tuberculose *guérie*.

Enfin, au hile du foie, on trouve également *un tubercule dont le centre est calcifié.*

Observation IV (N° 79).

Identité manque, probablement homme.

Causes de la mort. — Athérome des artères sylviennes.

Lésions tuberculeuses latentes ou guéries.

Foie. — Le foie lui-même a été adultéré par une vieille poussée de tuberculose guérie. *Quelques tubercules, crétacés, ayant les dimensions d'un grain de millet,* et *disséminés sous la capsule* et dans le parenchyme, en sont les preuves indéniables.

Observation V (N° 248).

Basin, François, 53 ans. Date du décès, février 1901.

Causes de la mort. — Saturnisme. — Broncho-pneumonie grippale. — Paralysie du deltoïde.

Lésions tuberculeuses latentes ou guéries.

Foie. — A la surface du lobe droit du foie, on trouve quelques *petits nodules tuberculeux anciens* de guérison.

Observation VI (N° 453).

Charrier, veuve Bachelet, 74 ans. Date du décès, 23 avril 1902.

Causes de la mort. — Sénilité (maigreur squelettique). *Broncho-pneumonie des vieillards.*

Lésions tuberculeuses latentes ou guéries.

Foie. — La surface de la partie inférieure du lobe droit du foie présente de nombreuses dépressions. — On trouve immédiatement au-dessous du péritoine une traînée cicatricielle longue de 5 à 6 centimètres au niveau de laquelle le couteau ouvre *quelques masses caséeuses anciennes entourées d'une coque de tissu fibreux.* — A l'extrême limite de ce même lobe on note un *autre petit placard cicatriciel fibreux sous-péritonéal,* triangulaire, de la grandeur d'une pièce de 20 centimes.

Rate. — Offre un vieux placard de périsplénite ancienne, porcelainée.

Observation VII (N° 536).

Le Franc, François-Marie, 52 ans. Date du décès, 17 décembre 1902.

Causes de la mort. — Hémorragie cérébrale.

Lésions tuberculeuses latentes ou guéries.

Foie. — On trouve, à 5 millimètres de la capsule de Glisson et à 2 centimètres du bord adhérent du foie, *un petit tubercule blanchâtre situé au voisinage d'une veine sus-hépatique.*

Observation VIII (N° 539).

Cuté, Virginie, 81 ans. Date du décès, 20 décembre 1902.

Causes de la mort. — *Pneumonie* (période d'hépatisation grise).

Lésions tuberculeuses latentes ou guéries.

Foie. — A la section, on trouve dans l'épaisseur du lobe gauche un nodule calcaire qui, vraisemblablement, est un *tubercule de guérison.*

B. — Tubercules guéris de la rate.

« Très intéressante est l'histoire de la tuberculose primitive latente de la rate (1). »

---

(1) Bouchard. Dictionnaire des Sciences médicales, t. V, p. 865, année 1902.

La pathologie expérimentale nous avait déjà appris que la rate est souvent l'organe le plus profondément infecté et parfois même le seul atteint, à la suite d'une inoculation tuberculeuse.

Parmi les observations de tuberculose primitive de la rate à évolution lente, nous pouvons d'abord citer celle de MM. Quénu et Baudet, « remarquable par le développement d'un infarctus volumineux formant une sorte de pseudo-kyste (1) ».

Dans une observation de MM. Rendu et Vidal, la mégalosplénie était énorme : la rate pesait $3^{gr},780$, elle renfermait des lésions tuberculeuses de tout âge, des masses caséeuses, des follicules et de la sclérose constituée par de grandes bandes de tissu fibreux.

Les observations statistiques exposées au chapitre suivant, montreront combien cet organe est fréquemment atteint, combien nombreuses sont les lésions de périsplénite ancienne révélant à elles seules l'existence d'anciennes poussées de tuberculose guérie, et qui peut se manifester, mais plus rarement, sous la forme d'un tubercule calcaire, ou de granulations anthracosiques crétacées, de guérison.

En voici d'ailleurs quelques exemples.

Observation I (N° 120).

Delavol, Pierre, 69 ans. Date du décès, 29 juillet 1896.

Causes de la mort. — Pouls lent permanent. Néphrite atrophique. Asystolie.

---

(1) Quénu et Baudet. La tuberculose primitive de la rate. *Revue de gynécologie et de chirurgie abdominale*, 1898.

Lésions tuberculeuses latentes ou guéries. — *Péri-splénite ancienne ; plaque calcifiée dans la capsule d'enveloppe de la rate.*

Congestion modérée des deux poumons, mais anthracose manifeste des ganglions trachéo-bronchiques.

Observation II (N° 69).

Demiou, Louise, 48 ans. Date du décès, 17 juillet 1898.

Causes de la mort. — Sténose mitrale.

Lésions tuberculeuses latentes ou guéries. — Outre des adhérences multiples et anciennes, au niveau de la plèvre médiastine du poumon droit, et quelques autres adhérences celluleuses de la plèvre gauche, on trouve *dans la rate un petit tubercule calcifié* (tubercule de guérison sans nul doute).

Observation III (N° 80).

Leroux, Jacquette, 73 ans. Date du décès, 28 janvier 1900.

Causes de la mort. — *Pneumonie.*

Lésions tuberculeuses latentes ou guéries.

Rate. — La capsule de la rate est couverte *de placards fibroïdes, anciens, cartilaginiformes* ; et de place en place, creusées dans le parenchyme, des cavités kystiques apparaissent. — Lésions anciennes, très probablement de nature tuberculeuse, dont le travail dégénératif s'est cicatrisé (?)

Observation IV (N° 174).

Coute, 16 ans. Date du décès, 22 juillet 1900.

Causes de la mort. — Cirrhose.

Lésions tuberculeuses latentes ou guéries.

Rate. — Volumineuse. *Adhérences anciennes* au niveau de son bord postérieur. — A la surface du *péritoine splénique*, sont parsemés *quelques placards fibroïdes cartilaginiformes*, et qui sont plus nombreux à la face interne de la rate.

Observation V (N° 335).

Crevaud, Louis-Firmin, 75 ans. Date du décès, 21 juin 1901.

Causes de la mort. — *Broncho-pneumonie aiguë* des vieillards.

Lésions tuberculeuses latentes ou guéries.

Rate. — Offre des lésions de *périsplénite ancienne et est calcifiée à sa surface.*

Observation VI (N° 358).

Coutelle, Alexandre, 59 ans. Date du décès, 2 octobre 1901.

Causes de la mort. — Néphrite chronique. Gangrène pulmonaire.

Lésions tuberculeuses latentes ou guéries.

Rate. — Petite, ferme, coupée à sa partie moyenne par une dépression cicatricielle ; la coupe montre une cicatrice d'infarctus ancien d'une coloration jaunâtre. Il s'agit très vraisemblablement *de poussières calcifiées retenues entre les mailles d'un tissu fibreux.*

Foie. — *Vieilles adhérences anciennes* à la surface du lobe droit.

Observation VII (N° 405).

Rossi, Joseph, 52 ans. Date du décès, 22 janvier 1902.

Causes de la mort. — *Tuberculose.* (On constate, à l'autopsie de ce sujet, des lésions manifestes de tuberculose méconnue et guérie, dans le *foie,* la *rate,* le *poumon.*)

Lésions tuberculeuses latentes et guéries.

Foie. — Quelques adhérences péri-hépatiques, anciennes. On trouve à sa face inférieure *trois tubercules guéris.* — Sur une coupe passant à sa face supérieure, on trouve encore un petit tubercule *calcifié*, et un petit angiome.

Rate. — Petite. On découvre à sa partie moyenne, un tubercule *calcifié* de guérison, de la grosseur d'un petit *noyau de cerise*.

Poumon droit. — Outres les lésions tuberculeuses récentes, (cavernes et bronches dilatées) le lobe supérieur est couturé de cicatrices anciennes. — Le lobe inférieur présente à son bord postérieur un placard fibroïde de 5 centimètres sur 10 centimètres et près d'un centimètre d'épaisseur.

Poumon gauche. — Offre les mêmes lésions caverneuses et bronchiques, entremêlées d'adhérences pleurales diaphragmatiques.

Les ganglions du hile sont *anthracosiques*, anciens, et l'un *d'eux est calcifié* (tubercule de guérison).

Cæcum. — *Vieilles adhérences le long* du côlon ascendant.

Observation VIII (N° 504).

Dauphin, Eugène, 38 ans. Date du décès, 15 juillet 1902.

Causes de la maladie. — Ulcère de l'estomac et du duodénum. Hématémèses abondantes.

Lésions tuberculeuses latentes ou guéries.

Au hile *de la rate*, on trouve deux masses *du volume d'une grosse noisette*, caséo-calcaires, qui semblent être dues à quelques tubercules guéris.

C. — Tubercules guéris du rein.

Dans le rein, l'organe le plus fréquemment atteint après le foie et la rate, les granulations occupent indifféremment le tissu conjonctif péri-vasculaire, le trajet d'un vaisseau, l'emplacement d'un glomérule, ou l'espace correspondant à plusieurs tubuli contorti.

« Le tissu tuberculeux présente dans le rein les mêmes particularités qu'ailleurs, c'est-à-dire qu'il envahit les parties de proche en proche, occupant deux ou trois sections de tubes contournés et n'empiétant à la périphérie que sur un petit segment des tubes les plus voisins.

« De même, les glomérules ne sont pas toujours pris en entier, un segment de leur circonférence reste libre ; l'autre se trouve envahi ainsi que la région adjacente de la capsule de Bowmann en partie caséifiée et de deux ou trois tubes contournés voisins (1). »

La vitrification, la caséification s'observent de bonne heure dans ces petites masses, et bientôt apparaissent les cellules géantes.

Quand le tubercule atteint un certain volume, le microscope permet d'y reconnaître des follicules tuberculeux avec cellules géantes, mais il est impossible de dire par où la lésion a débuté.

Ces tubercules du rein ne se développent donc pas toujours d'une façon continue et indéfinie ; la plupart d'entre-eux, isolés, subissent la transformation calcaire, ainsi que l'ont noté la plupart des auteurs, Cruveilhier, Lebert, Lancereaux et plus récemment encore, Cornil, Letulle, Hérard.

La guérison de ces tubercules est souvent obtenue par la simple transformation fibreuse. Ce travail de cicatrisation est rarement général, mais il est localisé à un certain nombre de productions.

(1) A. Brault. Traité de médecine. Bouchard, t. V, 1902. La tuberculose rénale, chapitre XVIII.

Nous en avons noté quelques exemples. Voici les plus intéressants.

Observation I (N° 403).

Paye, Maurice, 22 ans. Date du décès, 17 janvier 1902.

Causes de la maladie. — Maladie bronzée d'Addison.

Lésions tuberculeuses latentes ou guéries. — Nombreuses adhérences péri-hépatiques.

Rein droit. — Au sommet *épaississement très accusé du tissu cellulaire sous-hépatique.* (Adhérence anormale entre le foie et le sommet du rein). La capsule surrénale présente deux foyers tuberculeux manifestes. *L'un de ces foyers est calcifié.*

Rein gauche. — Sur les coupes de la capsule surrénale gauche on constate *que les foyers tuberculeux sont anciens et calcifiés.* — Le rein, lui, est normal.

Rate. — Volumineuse. Adhérences nombreuses de périsplénite ancienne.

Poumon gauche, n'a pas d'adhérences ; le *poumon droit,* en présente de nombreuses et d'anciennes dans toute la hauteur.

Observation II (N° 307).

Deuzon, Gabriel, 51 ans. Date du décès, 9 mai 1901.

Causes de la maladie. — Méningite tuberculeuse. *Bronchopneumonie.*

Lésions tuberculeuses latentes ou guéries. — *Vieilles adhérences des lobes moyen et inférieur du poumon droit.* — Pas trace de tubercules au sommet.

On trouve à *la surface des reins quelques kystes de la grosseur d'une petite noix,* et une *petite tache grisâtre, du volume d'un grain de mil,* qui offrent l'aspect de lésions tuberculeuses.

Lésions anciennes de péri-appendicite. Sténose de l'appendice dans ses 4/5 inférieurs.

Observation III (N° 562).

Guyot, Léon, 70 ans. Date du décès, 2 février 1903.

Causes de la mort. — *Pneumonie du sommet.*

Lésions tuberculeuses latentes ou guéries.

Le *poumon gauche* présente à son sommet un placard de pneumonie ardoisée, et quelques petits fibromes lamellaires sont contenus dans la plèvre. Au niveau de la plaque de pneumonie ardoisée on trouve sur la plèvre, un *petit noyau* blanchâtre, saillant, qui est un tubercule guéri.

Le *rein droit* présente à la partie moyenne de son bord convexe *une énorme échancrure cicatricielle* de la largeur d'une pièce de 1 franc.

Observatioe IV (N° 590).

Malet, Françoise, 70 ans. Date du décès, 16 avril 1903.

Causes de la mort. — Hémiplégie. Broncho-pneumonie des vieillards.

Lésions tuberculeuses latentes ou guéries.

Le *rein gauche* avait une *capsule très épaissie.* — *Petit, dur* transformé en une *masse calcaire*, cet organe n'a pu être pesé.

D. — Tubercules guéris de l'appendice.

L'appendice lui-même, révèle fréquemment à l'autopsie des adhérences anciennes, souvent nombreuses, qui l'unissent plus ou moins intimement aux anses intestinales voisines, au péritoine pariétal ou viscéral. Tantôt le calibre de l'appendice est normal ; tantôt il est oblitéré sur une étendue de plusieurs centimètres.

Les tubercules que l'on trouve assez rarement dans cette variété de tuberculose de guérison, siègent ordinairement sous la muqueuse de l'appendice et offrent les dimensions d'un grain de millet à un petit pois.

Notre excellent maître a d'ailleurs communiqué à la Société anatomique des hôpitaux, en mars 1901, une observation rare de tuberculose appendiculaire de guérison. Nous avons eu le plaisir de la découvrir, en parcourant les protocoles des cahiers d'autopsies de l'amphithéâtre de Boucicaut, et nous publions, à nouveau, et *in extenso* cette rareté anatomo-pathologique.

HOPITAL BOUCICAUT

Observation I (N° 208).

Jeamron, Albert, 39 ans. Date du décès, 15 décembre 1900.

Causes de la mort. — Diabète. — Typhlite chronique ancienne. (*Note rédigée le 25 mars 1901 et communiquée par M. le Dr Maurice Letulle à la Société Anatomique.*)

Lésions tuberculeuses latentes ou guéries.

Poumon gauche. — *Infiltration gélatiniforme de Laënnec.* Le lobe supérieur renferme des *îlots caséeux*, dont quelques-uns sont *secs*, d'autres *caséo-plâtreux*.

Poumon droit. — Emphysème. — Rares nodules tuberculeux anthracosiques.

Appendice. — Au-dessous de la valve inférieure *existe une bride transversale fibreuse*, parallèle à cette lèvre, et distante de 6 à 8 millimètres. — La surface de cette lèvre se continue avec la muqueuse du côlon, *cicatricielle*, sur une hauteur de 2 centimètres.

La muqueuse presque entière est gris noir ardoisé. — D'après un examen attentif, de la région, on conclut à *l'existence d'une typhlite chronique ulcéreuse, ancienne et guérie.*

Parmi d'autres raretés anatomo-pathologiques de guérison, nous citerons les trois observations suivantes, qui se rapportent à des cas de *tuberculose cardiaque ancienne de guérison*. Ce sont là des faits extrêmement rares ; c'est pourquoi nous avons cru devoir les noter en passant.

OBSERVATION I (N° 15).

Roux, Alexandre, 36 ans. Date du décès, juin 1895.

Causes de la mort. — Néphrite chronique. — Sténose mitrale. — Insuffisance et rétrécissement aortiques. — Urémie.

Lésions tuberculeuses latentes ou guéries. — Les deux poumons sont sains, mais on trouve dans cette observation, *des preuves certaines d'une ancienne tuberculose cardiaque guérie.* — Ces preuves sont fournies par les découvertes suivantes :

A l'ouverture du cœur, le péricarde adhère sur plusieurs points par suite d'une symphyse ancienne fibroïde très apparente au niveau du ventricule droit (face antérieure). Sur quelques points, en particulier à la face postérieure de l'oreillette gauche, le péricarde pariétal est parsemé d'une centaine de granulations fibroïdes, dures, blanc nacré, rappelant tout à fait *les tubercules de guérison du poumon* ; on en trouve encore quelques-uns au niveau du diaphragme. — Ces tubercules sont des signes, évidents, palpables, d'une vieille lésion tuberculeuse, méconnue, du péricarde et qui a spontanément guéri.

OBSERVATION II (N° 113).

Lefèvre, Henri, 47 ans. Date du décès, 15 juin 1896.

Causes de la mort. — Insuffisance aortique.

Lésions tuberculeuses latentes ou guéries. — A l'autopsie du cœur qui est énorme et dilaté, on constate que l'insuffisance est due à une lésion endocarditique végétante chronique qui a épaissi les valvules, rétracté leur bord libre qui s'est recroquevillé sur lui-même. — Un des piliers antérieurs de la *valvule mitrale con-*

tient un petit nodule cicatriciel, qui est peut-être un tubercule de guérison (cas rare).

Les deux poumons, un peu congestionnés, sont cependant sains, mais au niveau de la plèvre interlobaire, du poumon droit, on trouve un *tout petit nodule tuberculeux* ancien.

Observation III (N° 79).

Jolly, Armand, 61 ans. Date du décès, 20 septembre 1898.

Causes de la mort. — Mort rapidement à la suite d'indigestion.

Lésions tuberculeuses latentes ou guéries.

Poumon droit. — Congestion du parenchyme. — Symphyse pleurale ancienne, signe d'une vieille pleurésie chronique diaphragmatique.

Poumon gauche. — Mêmes lésions. — De plus adhérences dans toute la hauteur du poumon. — La languette antérieure est le siège *d'une pneumonie ancienne.*

Cœur. — *Ancienne symphyse cardiaque.* — *Cette symphyse est ossifiée,* au niveau de la face postérieure du ventricule droit. — On note l'existence de *trois plaques calcaires* :

Une de 5 à 6 centimètres, remontant derrière l'oreillette ;

Une 2ᵉ occupe la face antérieure de la région pulmonaire ;

Une 3ᵉ à la partie supérieure de la face antérieure du ventricule gauche.

Il est vraisemblable qu'il s'agit là de *vieilles lésions péricardiques, tuberculeuses, guéries.*

L'étude attentive de ces diverses lésions de guérison, dont nous venons de donner de nombreux exemples, nous amène à dire avec Cruveilhier :

1° « Que les tubercules sont quelquefois un moyen de guérison des tubercules ;

2° Qu'il existe des tubercules de cicatrisation ou tubercules de guérison ;

3° Qu'ils revêtent différentes variétés (tubercules fibreux, crétacés, calcaires, caséeux, caséo-plâtreux) tubercules pour la plupart extrêmement petits (grains de mil, de chènevis, de sésame), très durs, reconnaissables au toucher, plus encore qu'à la vue, et échappant très souvent à l'œil au milieu du parenchyme pulmonaire ardoisé, dans lequel ils sont plongés (1) ; »

4° Enfin, que ces tubercules de guérison, d'aspects divers, d'états anatomiques bien distincts, mais représentant les diverses périodes d'évolution de la même lésion morbide, sont les stigmates indélébiles, la signature évidente, d'une ancienne lésion tuberculeuse méconnue et guérie.

En résumé, anatomiquement et pathologiquement considérés, les tubercules en général, et les tubercules pleuro-pulmonaires en particulier, sont curables à toutes les périodes de leur développement, depuis les simples granulations solitaires, jusqu'aux tubercules proprement dits, jusqu'aux cavernes pulmonaires qui, elles-mêmes peuvent s'enkyster, se calcifier et guérir.

Et comme nous allons le voir dans le chapitre suivant, consacré à la statistique, la proportion des individus touchés par la tuberculose pulmonaire et mourant longtemps après d'une tout autre affection est très grande.

---

(1) CRUVEILHIER. Anat. path. illust., 32e livraison, p. 5.

STATISTIQUES EXACTES DES PRINCIPALES LOCALISATIONS DES « TUBERCULOSES DE GUÉRISON »

L'*Étude statistique* que nous exposons ici est *entièrement inédite*. C'est le résumé des résultats fournis par les « cahiers d'autopsies » appartenant à notre cher maître, M. le Dr Maurice Letulle. Dans ces cahiers sont consignés les protocoles des autopsies qu'il a pratiquées, d'une part, à l'amphithéâtre de Saint-Antoine, en 1891, et du 1er juin 1895 au 30 juin 1897; d'autre part, à l'amphithéâtre de l'hôpital Boucicaut, du 1er novembre 1897 au 20 juin 1903 inclusivement (cinq ans et six mois).

Toutes les observations que nous avons citées à l'appui des divers modes de guérison du tubercule dans les précédents chapitres, ont été puisées dans ces « cahiers » qui sont d'un intérêt très grand. Durant les cinq années que nous avons passées à Boucicaut, auprès de notre maître, nous avons, nous-même, « de visu », observé un très grand nombre de ces observations dont plusieurs, dictées pendant la nécropse, ont été écrites de notre main.

Voici le résultat de l'étude à laquelle nous nous sommes livré :

Sur un total général de 943 autopsies, 571, soit plus de la moitié, ont été pratiquées pour des *affections tout autres que la tuberculose pulmonaire*.

Sur ces 571 autopsies, les protocoles dictés à l'amphithéâtre donnent :

A. — Cas exempts de toute lésion tuberculeuse, c'est-à-dire appareil respiratoire (poumons, plèvres et ganglions trachéo-bronchiques) *sain*, 141 cas.

B. — Cas renfermant des lésions certaines, évidentes, de tuberculose pleuro-pulmonaire *latente* ou *guérie* (sclérose anthracosique, pneumonie ardoisée, tubercules fibreux, caséo-plâtreux ou calcifiés), 303 cas.

C. — Cas suspects, douteux (adhérences des sommets, minimes lésions de pneumonie ardoisée, ramollissement anthracosique des ganglions trachéo-bronchiques, cicatrices rayonnées du parenchyme pulmonaire, adhérences cellulo-fibreuses pleurale de la base, etc...), 127 cas.

Résumé	Nombre d'autopsies		571.
	Appareil respiratoire sain	141	= 571.
	Tuberculose ancienne latente (tubercules de guérison)	303	
	Lésions suspectes	127	

En ne tenant pas compte des cas suspects comprenant 127 observations, on voit que *la tuberculose éteinte*, équivaut, en moyenne, à plus de cinquante pour cent, *exactement* 53,06 *pour* 100.

La proportion cependant est *plus forte*; car dans plusieurs faits réputés suspects à l'œil nu, « le microscope a démontré qu'il s'agissait bien là de lésions tuberculeuses, le plus souvent éteintes, *guéries*, au sens anatomo-pathologique du mot » (Dr Letulle). Deux exemples en rendront compte : 1° Dans une fièvre typhoïde compliquée de broncho-pneumonie, les poumons contenaient une vingtaine de noyaux fibroïdes, disséminés, qui furent reconnus bacillaires, sur les coupes histologiques. 2° De même, une pneumonie lobaire étendue, terminée par hépatisation grise, contenait au milieu de ses blocs fibrino-leucocytiques, cinq ou six nodules anthracosiques, qui, au microscope, étaient sûrement tuberculeux. Nous pourrions multiplier ces exemples.

Si donc, tenant compte de ce fait intéressant, nous ajoutions aux 303 *lésions certaines, évidentes, de guérison*, les 127 *cas suspects* que nous avons signalés, la proportion s'élèverait à 75,32 pour 100, c'est-à-dire qu'elle représenterait environ les *trois quarts* des autopsies.

Rappelons en passant, l'enquête à laquelle s'est livré M. Knopf, sur cette fréquence des tuberculoses latentes de guérison et comparons les chiffres qui lui ont été fournis par les statistiques étrangères, à ceux qui nous ont été donnés en France pendant ces dernières années.

M. Thomas Harris, en Amérique, donne une moyenne de 39 pour 100; Biggs, de New-York, 30 pour 100;

Fürbringer et Renvers de Berlin notent une moyenne de 30 pour 100 :

F.-P. Weber, de Londres, accuse 29 pour 100: Föwler et Martin, 9 et 10 pour 100:

Bugge, de Christiana, 27 pour 100.

En France, nous observons les résultats suivants :

« Sur 208 autopsies, dit, en 1898, M. le Dr Letulle, j'ai découvert, 119 fois, c'est-à-dire dans plus de 50 pour 100 des cas, l'existence d'une tuberculose latente, ou de guérison.

M. le Pr Brouardel nous a donné une moyenne de 30 pour 100 de tuberculoses guéries, entre 40 et 60 ans :

moyenne s'élevant à 50 pour 100, si les individus habitent Paris, depuis au moins dix ans ;

M. le Dr Roger, de Paris, porte à 51 pour 100 cette même moyenne :

Enfin, d'après nos dernières recherches, les résultats qui nous ont été fournis par notre enquête personnelle, élèvent cette moyenne à 53 *pour* 100, en ne tenant pas compte des cas suspects signalés plus haut.

Ce sont là des chiffres d'une grande éloquence.

STATISTIQUE DES AUTOPSIES FAITES POUR *AFFECTIONS AUTRES* QUE LA TUBERCULOSE PLEURO-PULMONAIRE

	Nos DES CAHIERS	NOMBRE TOTAL d'autopsies	LÉSIONS TUBERCULEUSES de guérison certaines	LÉSIONS DE GUÉRISON suspectes	POUMONS SAINS (1)
Protocoles de Boucicaut	1.......	98	21	8	29
	2.......	74	24	6	14
	3.......	71	19	9	6
	4.......	97	33	7	11
	5.......	107	34	8	11
	6.......	77	31	13	5
	7.......	78	23	16	13
	8.......	68	23	13	9
	9.......	51	22	10	1
	10.......	16	8	6	0
Protocoles de St-Antoine	Année 1891 ..	53	14	12	9
	Années 1895-96. (1er juin 1895)	122	38	15	25
	Années 1896-97.	31	13	4	8
		943	303	127	141
			571		

(1) Nota : On voit, dans ce tableau, que la *proportion des poumons intacts* entre environ dans le quart des cas.

STATISTIQUE COMPARÉE DE L'AGE DES MORTS AVEC LES « TUBERCULOSES DE GUÉRISON » (1)

	NUMÉROS DES CAHIERS	NOMBRE TOTAL d'observations	LÉSIONS CERTAINES de guérison	HOMMES	FEMMES	AU-DESSOUS DE 30 ANS	DE 30 A 50 ANS	AU-DESSUS DE 50 ANS
Hôpital Boucicaut.	1. . . .	98	21	10	11	Hommes et femmes (total général).		
	2. . . .	74	24	16	8			
	3. . . .	71	19	8	11			
	4. . . .	97	33	21	12			
	5. . . .	107	34	19	15			
	6. . . .	77	31	14	17	22	63	142
	7. . . .	78	23	15	8			
	8. . . .	68	23	12	11	N. B. : 11 observat. dont l'identité est incomplète ne sont pas comprises dans ce total.		
	9. . . .	51	22	14	8			
	10. . . .	16	8	5	3			
Hôpital St-Antoine.	1891. . .	53	14	12	2			
	1895-96. (1er juin) .	122	38	29	9	4	14	35
	1896-97. .	31	13	11	2	N. B. : 12 obs. incompl. manquent à ce total.		
	TOTAUX. .	943	303	186	117	26	77	177
				303		23 obs. à ajouter : = 303		

A. — *Statistique comparée et résumée* de l'âge des morts avec les tuberculoses de guérison (*Lésions certaines*).

Ensemble des lésions certaines. . . . . 303 cas.
Hommes. . . . . 186 cas Moyenne : 61,38 pour 100.
Femmes. . . . . 117 — — 38 pour 100.
TOTAL. . . 303 cas.

(1) N.-B. — Le détail de cette statistique n'a été fait que pour les « lésions de guérison reconnues certaines ».

Hommes et femmes au-dessous de 30 ans..	26 cas	Moyenne :	8,6 p. 100.
Hommes et femmes de 30 à 50 ans.	77 —	—	25,4 —
Au-dessus de 50 ans.	177 —	—	58,4 —
Observations dont l'identité est incomplète.	23 —		
Total.	303 cas.		

B. — *Statistique comparée et résumée* de l'âge des morts avec les « tuberculoses de guérison » (*Lésions suspectes*).

Ensemble des lésions suspectes. . . . . 127 cas.

Homme	85 cas	Moyenne :	66,9 pour 100.
Femmes.	42 —	—	33 pour 100.
Total. . .	127 cas.		

Hommes et femmes au-dessous de 30 ans	17 cas	Moyenne :	13 p. 100.
Hommes et femmes de 30 à 50 ans.	44 —	—	34,6 p. 100.
Au-dessus de 50 ans.	52 —	—	41 p. 100.
Observations dont l'identité est incomplète.	14 —		
Total.	127 cas.		

TABLEAU STATISTIQUE *COMPARATIF* DE LA *FRÉQUENCE* ET DE LA *COINCIDENCE DE LA PNEUMONIE ARDOISÉE*, DANS LES TUBERCULOSES DE GUÉRISON.

Résultats.
- Dans les lésions certaines, on trouve la pneumonie ardoisée dans 25 pour 100 des cas.
- Dans les lésions suspectes, on ne la trouve que dans 11 pour 100 des cas.

	NUMÉROS DES CAHIERS	NOMBRE D'AUTOPSIES	LÉSIONS CERTAINES (tubercs, fibr., calcaires, crétacés, caséo-plâtreux)	PNEUMONIE ARDOISÉE concomitante	LÉSIONS SUSPECTES (adhérences des sommets anthracose ganglionnaire, etc.)	PNEUMONIE ARDOISÉE concomitante (lésions minimes)
Protocoles de Boucicaut.	1. . .	98	21	5	8	3
	2. . .	74	24	3	6	2
	3. . .	71	19	5	9	1
	4. . .	97	33	5	7	1
	5. . .	107	34	7	8	1
	6. . .	77	31	9	13	2
	7. . .	78	23	5	16	1
	8. . .	68	23	6	13	1
	9. . .	51	22	11	10	1
	10. . .	16	8	3	6	0
Protocoles de St-Antoine.	1891. . .	53	14	4	12	1
	1895-96. .	122	38	8	15	0
	1896-97. .	31	13	5	4	0
		943	303	76	127	14

STATISTIQUES EXACTES des *différentes localisations* des « tuberculoses de guérison ».

A. — Sur 303 *observations* certaines, évidentes, de tuberculose éteinte et guérie, nous avons noté les particularités suivantes :

Poumons pris seuls . . .	155 fois.	Poumon droit seul. . .	42 fois.
		Poumon gauche seul. .	44 fois.
		Poumons ensemble. . .	69 fois.
Plèvre prise seule. . . .	59 —		
Poumons et plèvre touchés.	46 —		
Ganglions seuls (calcifiés).	5 —		
Ganglions associés à tuberculose des poumons, plèvre ou péricarde. . .	38 —		
TOTAL.	303 cas.		

Ce qui donne les moyennes suivantes *pour* 100 *cas* de tuberculoses anciennes guéries :

Poumon pris seul.	51 pour 100.
Plèvre prise seule.	19 —
Poumons et plèvres touchés. . .	15 —
Ganglions seuls (calcifiés). . .	1 —
Ganglions associés à la tuberculose des poumons, plèvre ou péricarde.	12 —

B. — Nous avons fait les mêmes recherches pour les lésions dites « suspectes » et nous sommes arrivé, sur un total de 127 observations, aux résultats résumés ci-dessous :

Poumons pris seuls (1). . .	65 fois,	c'est-à-dire	21,5	pour 100.
Plèvre prise seule. . . .	25 fois,	—	8,09	—
Poumons et plèvres touchés.	19 fois,	—	6,5	—
Ganglions seuls.	2 fois,	—	0,7	—
Ganglions associés à tuberculose, poumons, etc. .	16 fois,	—	5,61	—
TOTAL.	127 cas.			

C. — Nous avons eu enfin la curiosité de rechercher

(1) N. B. — Poumon droit seul, 27 fois. — Poumon gauche seul, 16 fois. — Poumons ensemble, 22 fois. — Total, 65 fois.

la fréquence de ces tuberculoses éteintes, guéries, *dans d'autres organes*, à savoir dans le *foie*, la *rate* et les *reins*, organes qui, nous le savons, sont les plus fréquemment atteints après les poumons.

Bien que les exemples soient peu nombreux, les observations, rares par elles-mêmes, nous sommes arrivés aux résultats suivants, portant toujours sur l'ensemble des 303 *cas de lésions certaines* que nous avons reconnues.

1° Foie pris seul *sans* lésions pulmonaires concomitantes ou avec lésions pulmonaires minimes.	16 cas.
2° Rate prise seule.	13 —
3° Foie et rate touchés ensemble..	6 —
4° Reins pris seuls.	3 —

Ce qui donne pour 100 *observations* de lésions semblables, les moyennes suivantes :

Foie seul. .	5,28 pour 100	Rate seule..	4,3 pour 100.
Foie et rate.	2,5 —	Reins seuls.	1 —

Telle est, dans son ensemble, l'étude statistique et comparative des différentes localisations des tuberculoses méconnues, spontanément guéries.

Nous serons heureux si nous avons pu, dans ce travail forcément restreint, incorrect sous bien des rapports, mais scrupuleusement exact quant à ses chiffres, démontrer, une fois de plus, que « *la tuberculose est une maladie essentiellement curable* », qu'elle est même « *la plus spontanément curable de toutes les affections chroniques* ».

ÉTUDE CRITIQUE ET CONCLUSIONS

D'après l'étude résumée que nous venons de faire sur les « tuberculoses de guérison », d'après les statistiques exactes et récentes que nous venons d'exposer dans le précédent chapitre, à quel raisonnement pouvons-nous être conduits?

De l'existence de ces « formes latentes de tuberculose » que rien ne signale à notre attention et dont le germe dort inactif dans un coin de l'organisme, sans se réveiller durant de longues années, quelle déduction, quel enseignement pouvons-nous en tirer?

Celui-ci : c'est que la tuberculose dont les moyens de diagnostic nous sont fournis par un certain nombre de signes physiques, et que nous jugeons si grave avec raison, n'est peut-être pas la plus commune ;

Qu'il existe un grand nombre de tuberculoses bénignes ou curables, dont l'évolution cesse avant que nous ayions le moindre indice pour les diagnostiquer ;

D'où l'on peut d'abord conclure *que l'organisme possède en lui de puissants moyens de défense contre l'infection bacillaire* ; que le bacille tuberculeux est incapable d'infecter tous les organismes humains ; que l'homme est un être relativement réfractaire à l'infection tuberculeuse ; ce qui offre à la thérapeutique de la tuberculose un encouragement sérieux.

Nous sommes en droit de conclure également que les phtisies que nous diagnostiquons par les signes physiques offrent déjà une gravité très grande et sont presque irréparables.

Quel moyen sûr nous permettrait donc de reconnaître ces « tuberculoses latentes » ?

Par quelles méthodes et de quels procédés devrions-nous user pour révéler dès le début ces formes anormales et bénignes de la tuberculose ?

Questions bien simples, en apparence, et devant lesquelles cependant se dresse le mur du mystère et de l'inconnu. Malgré les énormes progrès accomplis en ces dernières années, malgré les nombreux travaux qui, chaque jour, éclairent un point obscur, élargissent nos connaissances et notre science d'application, nous ignorons toujours pourquoi l'un se tuberculise vite, tel autre lentement, tel autre pas du tout.

« Ne se tuberculise pas qui veut, dit M. Révilliod dans son rapport au Congrès de médecine de Montpellier. Autant d'individus, autant de sujets différents les uns des autres. La tuberculose nous offre le plus bel exemple de la variété dans l'unité, de l'unité dans la variété. Si tous les citoyens sont égaux devant la loi, il n'y a pas deux individus égaux devant la maladie en général, la tuberculose en particulier. Entre celui qui est doué de l'immunité absolue et celui qui est fatalement voué à la tuberculose, on observe toutes les nuances avec leurs variétés infinies (1). »

Ce sont là des affirmations banales, hors de discussions, mais dont l'interprétation n'est pas facile.

« L'organisme, dit M. le Dr Charrin, médecin de la Maternité, est indemne au moment de la naissance. » Et à ce sujet M. le Pr Brouardel ajoute : « Parmi les si nombreuses autopsies de fœtus ou de nouveau-nés qui sont pratiquées chaque année à la Morgue, jamais il n'a été trouvé ni bacilles, ni lésions tuberculeuses chez les enfants n'ayant pas quelques semaines d'existence, c'est-à-dire n'ayant pas vécu un temps suffisant pour avoir pu être contaminés par des germes extérieurs (2). »

Reprenant l'idée émise par M. Charrin, nous partageons avec lui cette opinion que ces enfants nouveau-nés sont en état de déchéance organique et que cette condition essentielle, met cet organisme à la merci des multiples causes d'infection qui le guettent. « Placés dans de bonnes conditions, ils échappent à la contamination ; atteints, ils peuvent guérir (3). »

Nous avons vu, en effet, que chez les enfants au-dessous de douze ans, l'intéressante statistique de M. le Pr Brouardel donne une moyenne de 30 pour 100, de lésions tuberculeuses spontanément guéries.

Prenons maintenant un organisme à l'âge moyen de

---

(1) L. Revilliod. Formes cliniques de la tuberculose pulmonaire. *Congrès de Montpellier*, 4e session, 1898.

(2) P. Brouardel. La lutte contre la tuberculose, 1900.

(3) E. Mosny. Tuberculose et hérédité. *Revue de la tuberculose*, 1898-1899.

la vie. Un individu a été toute son existence réfractaire à la tuberculose, doué d'une immunité absolue, constatée à l'autopsie. Ce sera une vérité toute simple, mais cependant bonne à formuler que de dire que son organisme présentait des conditions individuelles, d'antagonisme absolu, de sa naissance à sa mort.

Tel autre, au contraire, en apparence, également indemne de son vivant, présente à son autopsie des lésions indiquant une ancienne tuberculose guérie et *guérie spontanément*. Il a donc été vulnérable à un moment donné ; mais par suite d'*influences spéciales, des conditions nouvelles* se sont interposées pendant l'évolution de la maladie, lui conférant ainsi une immunité acquise égale à l'immunité innée du précédent. »

Ce dernier cas, selon M. Revilliod, de Genève, représente le quart de l'humanité.

Quelles sont donc ces conditions, ces influences spéciales, favorables à l'arrêt du développement du processus tuberculeux ? Nous les résumerons rapidement.

Tout d'abord, il y a des conditions de prophylaxie et d'hygiène, dans le détail desquelles nous n'entrerons pas ici.

D'autre part, s'il est des maladies qui favorisent l'évolution de la tuberculose, telles que la *grippe*, la *rougeole*, la *coqueluche*, la *diphtérie*, la *syphilis*, l'*alcoolisme* (1), le *diabète*, l'*hystérie*, *il en est d'autres*, au contraire, qui sont

(1) Dans un rapport très remarquable, M. le Dr de Lavarenne l'a établi d'une façon incontestable. De l'alcoolisme et de la tuberculose. Commission de la tuberculose. Rapport XVI, p. 278, et *Annales d'hygiène publique et de méd. légale*, 1901, t. XLV, p. 193.

antituberculeuses, agissant spécifiquement sur le terrain, pour annuler ou diminuer sa réceptivité morbide. Nous citerons dans ce nombre, parmi les plus communes, la *scarlatine*, la *fièvre typhoïde*, *l'érisypèle*, la *chlorose*, le *rhumatisme*, et au sens général du mot, *l'arthritisme avec toutes ses dépendances*, et dans lesquelles la *maladie de Bright* occupe une très large place. Citons de mémoire, parmi les autres phlegmasies rhumatismales les plus communes : la *goutte*, la *sclérose artérielle* ou *viscérale*, la *sclérose pulmonaire* et *interstitielle*, les *hydropisies*, les *affections du cœur*, du *foie*, des *reins*, maladies essentiellement chroniques, constitutionnelles, plus ou moins tolérées ou compensées en dehors de leurs périodes aiguës, mais qui, toutes, sont des « casus lethali » et terminent tôt ou tard l'existence du sujet, par une crise d'insuffisance cardiaque, hépatique ou rénale, par des crises terminales d'urémie ou d'asystolie.

Quelle que soit donc sa genèse intime, cette *diathèse antibacillaire* est surabondamment démontrée par la résistance qu'offre à la tuberculose les 7/10 de l'humanité, et par les *stigmates* de *tuberculose guérie* et *guérie spontanément*, que l'on rencontre *très fréquemment*, nous le savons, dans le cours des autopsies.

Les statistiques exposées dans le précédent chapitre nous ont fourni des preuves indiscutables à cet égard, et les chiffres qui y sont mentionnés sont d'une grande éloquence.

Ces résultats satisfaisants nous montrent clairement que la moitié des hommes réputés bien portants et non tuberculeux, mourant de vieillesse ou de cause fortuite, ont été à un moment donné de leur vie, touchés par la tuberculose, mais *ont guéri*.

« Il y a donc beaucoup d'atteints et beaucoup de guéris », dit M. le Dr Ribard dans sa très intéressante étude sur la curabilité de la tuberculose « puisque la moitié du genre humain a des tubercules, mais les supporte sans même se douter de leur présence (1) ».

Telle est la signification vraiment réconfortante du résultat des autopsies. Après avoir constaté *ce fait brutal et évident*, on arrive à se demander avec une certaine satisfaction mêlée de curiosité comment il se fait que les *sept dixièmes* de l'humanité soient préservés !

D'après ce que nous avons dit dans les quelques pages qui précèdent, nous savons qu'il y a des conditions locales et des conditions générales qui s'opposent à la tuberculose d'une manière absolue ou relative et qui l'arrêtent dans son cours.

Mais nous ne prétendons pas qu'il soit vraiment nécessaire d'être en puissance d'un état pathologique quelconque pour être à l'abri du bacille. Qui donc oserait dire qu'un individu, exempt de toute tare antagoniste, héréditaire ou acquise, serait *intuberculisable*? Est-ce à dire qu'il vit à distance respectable du microbe et que jamais celui-ci n'a pénétré dans l'air qu'il respire ? La théorie dit *oui* : la pratique dit *non* ; car, si la science du laboratoire nous dit qu'il suffit d'être à portée du bacille pour être infecté, et d'être hors de portée pour être préservé, l'expérience de chaque jour et les observations nombreuses des services

(1) Dr E. Ribard. La tuberculose est curable, 2e édit., 1900.

hospitaliers, ainsi que le bon sens lui-même, nous disent que l'élément infectieux est *partout*, que tel sujet se tuberculisera dans l'atmosphère en apparence la plus salubre, que tel autre restera indemne, bien qu'il passe une longue existence dans le foyer.

Pourquoi donc les uns, si exposés, échappent-ils si souvent à la contagion ; pourquoi les autres qui semblent si peu exposés sont-ils si souvent atteints? Il y a environ cinquante ans, Trousseau professait que « les maladies contagieuses proviennent de germes » et il ajoutait :

« *Semez sur le roc, vous n'aurez pas de récolte ;*

« *Semez sur le terreau, vous en aurez une abondante.* »

Le Pr Bouchardat disait : « La tuberculose a pour cause la *misère physiologique, acquise ou innée* », mais il ne voyait qu'un des côtés du problème (1).

« Pour qu'un homme devienne tuberculeux, il faut la réunion de deux facteurs indispensables : d'abord la graine, c'est-à-dire le bacille ; ensuite le terrain, c'est-à-dire l'aptitude de l'organisme à développer la graine, la réceptivité individuelle acquise ou innée. »

Car, en clinique comme au laboratoire, la composition chimique du milieu, bouillon de culture ou organisme humain, représente la *condition capitale*, disons le mot, *nécessaire* pour appeler le bacille pathogène et lui donner le degré de nocivité qu'il recèle ou, au contraire, lui opposer une résistance efficace.

On ne peut pas dire qu'il y ait des formes absolument

---

(1) P. Brouardel. (in *loc. cit.*).

curables ou absolument incurables, mais il y a *divers degrés dus à des influences diverses.*

Les unes *activent le feu*; d'autres, au contraire, *l'éteignent* et tous ces éléments que nous n'avons pas encore le bonheur de connaître seraient, une fois découverts, le meilleur guide pour le pronostic, la prophylaxie et la thérapeutique de la tuberculose pulmonaire. Car, si parfois elle *guérit seule, il ne faut pas compter sur la guérison spontanée. Il ne faut pas compter sur les seules forces de la nature pour amener la guérison.*

La tuberculose livrée à elle-même, abandonnée à ses propres forces, laissée libre de satisfaire sa puissance de destruction et ne trouvant aucune résistance qui la combatte, la tuberculose est un mal terrible, plus terrible que l'inondation et que l'incendie. « La tuberculose, non combattue, est plus terrible que la guerre (1). »

Chaque année, en France, une grande ville comme Toulouse, « ou une ville une fois et demie peuplée comme Nancy, Rouen, Le Havre (2) », disparaît dévorée, engloutie, supprimée par la tuberculose non combattue.

« Aussi on peut affirmer que la tuberculose non combattue, non soignée, ou mal soignée entraîne fatalement la mort (3). »

Cette règle ne contredit nullement la première :

La tuberculose est très facile à guérir; la phtisie est curable.

---

(1) Dr Coste de Lagrave. Clinique de Saint-Antoine, 1897.
(2) P. Brouardel, in *loc. cit.*
(3) Dr Coste de Lagrave, in *loc. cit.*

La tuberculose, en effet, est la maladie la plus complaisante. Si elle n'est pas soignée, le malade peut vivre deux ou trois années, *luttant tout seul, sans aucun secours.* La tuberculose, *permet plus de vingt rechutes avant d'amener l'épuisement final.*

Cela est si vrai que, dans l'immense majorité des cas, les lésions que l'on trouve à l'autopsie ne sont pas celles d'une phtisie au début, s'étant manifestée par de petits foyers disséminés ; elles sont les cicatrices de vastes foyers, parfois de larges cavernes complètement cicatrisées. Bien plus, les examens anatomo-pathologiques démontrent « que la phtisie peut apparaître dans un poumon portant des cicatrices, sans qu'aucun des anciens foyers se soit ranimé. Pourquoi n'y aurait-il pas là une nouvelle tuberculose ? (1) »

Nous avons observé nous-même des poumons qui présentaient des lésions très distinctes de deux atteintes qui, vraisemblablement, n'étaient pas des poussées successives, car le temps d'après l'observation clinique, les avait séparées par un très long intervalle.

Les expériences de Kurlow et de Déjerine dont nous avons déjà parlé, ont prouvé cette *fréquente stérilité* des anciens foyers fibreux ou crétacés.

« H. Weber de Londres, cité par M. Knopf, a vu mourir de fièvre typhoïde, un malade qui avait guéri deux fois de la phtisie pulmonaire. »

La tuberculose est donc curable.

Elle l'est même dans ses périodes les plus avancées.

---

(1) Knopf, in *loc. cit.*

Les cliniciens eux-mêmes l'affirment. Dès 1884, le Pr Jaccoud terminait la première de ses leçons sur la curabilité de la tuberculose en ces termes : « Oui, Messieurs, la phtisie pulmonaire est curable à toutes ses périodes ; voilà la note féconde qui domine toute l'histoire de la maladie, qui doit inspirer et diriger incesssamment l'action médicale. »

En 1888, le Pr Bouchardat disait :

« Cette maladie qui s'acharne sur l'humanité *est curable dans le plus grand nombre des cas.* »

En résumé, s'il est vrai qu'à toutes ses périodes, la phtisie pulmonaire guérit, il est certain que cette possibilité se réalise surtout quand on fait suivre au malade les médications nécessaires dans la période de pré-tuberculose, alors que les lésions sont localisées, minimes, et que l'individu peut trouver dans son organisme même, les ressources nécessaires à la lutte. Car une des conditions nécessaires pour la guérison des tubercules, c'est leur *non généralisation* dans les poumons, ou, en d'autres termes, leur *circonscription.*

L'anatomie pathologique nous a démontré que la tuberculisation n'envahit pas en général les poumons en masse (*uno tenore*), mais qu'elle débute par une partie plus ou moins circonscrite de ces organes, le plus ordinairement par leur sommet, où elle reste limitée, plus ou moins longtemps, pour envahir successivement et comme par bouffées, à des intervalles quelquefois considérables les autres parties voisines.

Tous nos efforts doivent donc tendre à concentrer la tuberculisation dans son point de départ.

La clinique ne peut que poser la question.

A l'expérimentation revient le rôle de la résoudre, de chercher quelle est cette antitoxine, cette substance tuberculicide qui existe, dès l'origine, dans *certains organismes*, ou qui se forme *spontanément en eux*, sous l'influence de *certains incidents* qui ont traversé leur existence.

Espérons que dans un avenir prochain, on verra sortir d'une cornue l'antitoxine victorieuse, œuvre d'un Roux, d'un Kock ou d'un Behring, et nous saluerons avec joie le jour où un semblable trésor sera donné à la science et aux malheureux. Car ce jour-là sera rayé du cadre des fléaux qui désolent l'humanité, un des plus puissants et des plus redoutables, la tuberculose, qui fait mourir chaque année en France plus de cent cinquante mille personnes, et qui continue, malgré les mesures d'hygiène les plus rationnelles et les plus séduisantes, à prélever régulièrement son tribut dans toutes les contrées du globe.

Mais on ne saurait laisser venir cette heure, peut-être lointaine encore, sans demander le secours de remèdes dont l'efficacité est certaine et le danger nul, sans tenter des réformes hospitalières dont l'utilité n'est plus à démontrer.

INDEX BIBLIOGRAPHIQUE

BAYLE. — Remarques sur les tubercules. *Journ. de méd., de chir. et de pharmacie générales*, an XI; germinal et vendémiaire an XIII.

BARRÈRE. — Observations anatomiques tirées des ouvertures d'un grand nombre de cadavres. Perpignan, 1753.

VAN SWIETEN. — Commentaria in Boerhaavi Aphorismos, t. IV.

CRUVEILHIER. — Essai sur l'anatomie pathologique, t. I. Classe des dégénérations organiques. Dégénération scrofuleuse, an. 1816.

— Médecine pratique éclairée par l'anatomie pathologique. Siége des tubercules pulmonaires, année 1821.

— Dissertation latine. *Th. du conc. d'agrégation*. Ergo non, omnis pulmonum excavatio, insanabilis, 1823.

— Note pour servir à l'histoire des tubercules pulmonaires. *Bull. de la Soc. anat.*, t. I, 1re année, 1826.

— Anatomie pathologique du corps humain. XXXVIe livre. Texte de la planche III. Mélanose des poumons.

— Curabilité de la tuberculisation pulmonaire. Divers modes de guérison des tubercules. Anatomie pathologique générale, t. IV, éd. 1862.

CHARVOT. — De la tuberculose chirurgicale. *Revue de chirurgie*, 1884.

ROCHETTE. — Tuberculose primitive du scrotum. *Thèse*, Paris, 1885.

RECLUS. — Études sur la tuberculose, 1888.

HÉRARD et CORNIL. — De la phtisie pulmonaire, 1867.

HUTINEL. — *Congrès de la tuberculose*, 1891.

JACCOUD. — Curabilité et traitement de la phtisie pulmonaire. Paris, 1881.

— Cliniques de la Pitié, 1887-1888.

LEUDET (des Eaux-Bonnes). — Note pour servir à l'étude étiologique de la phtisie pulmonaire, 1889.

— Phtisie pulmonaire et bacille tuberculeux, 1893.

NOCARD. — *Congrès de la tuberculose.*

PAPILLON. — Diagnostic précoce de la tuberculose pulmonaire, en particulier chez les chlorotiques. *Thèse*, Paris, 1897.

LITTRÉ. — Dictionnaire de médecine et de chirurgie, 16e édit., 1886. Article : Tubercules.

COSTE DE LAGRAVE. — Guérison de la tuberculose. Clinique de Saint Antoine, 1897, 3e édit.

LETULLE (DrM.). — Typhlite ancienne de guérison. Note rédigée le 25 mars 1901, et communiquée à la *Soc. anatomique des hôpitaux.*

BROUARDEL (P.). — La lutte contre la tuberculose et les sanatoriums, éd. 1900.

KNOPF (S.-A.). — Les sanatoria. Traitement et prophylaxie de la tuberculose pulmonaire, 2e éd., 1900.

PIDOUX. — Études générales et pratiques sur la phtisie, 2e édit., 1874.

LE GENDRE (Dr). — Traité pratique d'antisepsie. Antisepsie médicale, t. I.

DAMASCHINO. — Leçons sur la tuberculose.

GRIMAUX (Ed.). — Chimie organique élémentaire, 6e édition, 1892.

HÉRARD. — De la phtisie pulmonaire, 2e éd., 1888.

Lalesque (Dr F.). — Cure marine de la phtisie pulmonaire.

Lindsay (J.-A.). — Traitement climatérique de la phtisie pulmonaire.

Petit (Dr Léon). — Le phtisique et son traitement hygiénique, 1895.

Sabourin (Ch.). — Traitement rationnel de la phtisie, 1896.

Baivy. — La tuberculose, sa nature, sa curabilité, son traitement, 1890.

— Traitement préventif de la tuberculose pulmonaire, 1894.

Moussons (A.). — De la mort chez les phtisiques.

Bernheims (Dr S.). — Traité clinique et thérapeutique de la tuberculose pulmonaire.

Strauss. — La tuberculose et son bacille. Paris, 1895.

Cornil. — De la phtisie pulmonaire, 2e éd., 1888.

Marfan. — Troubles et lésions gastriques dans la tuberculose pulmonaire.

Hanot. — Des rapports de l'inflammation avec la tuberculose, 1883.

— De la phtisie pulmonaire, 1888.

Péron. — Recherches anatomiques et expérimentales sur les tuberculoses de la plèvre, 1896.

Garrigue. — Guérison de la tuberculose. Loi de défense des organismes vivants, 1902.

Semaine médicale. — Tuberculoses locales. Communication de M. P.-Armand Delille, numéro du 23 avril 1902.

Béclère. — Examen radioscopique des plèvres interlobaires et diagnostic de la sclérose de l'interlobe. *Soc. méd. des hôpitaux.* Séance du 28 février 1902.

Littlejohn (H.). — Mémoire sur la pneumonie latente. *Edimburg. Med. Journ.*, avril 1902.

Jankelewitch. — Tuberculose latente des amygdales et végétations adénoïdes. *Semaine médicale,* janvier 1902, no 1.

Revue médicale. — Les éléments du diagnostic précoce de la tuberculose pulmonaire. Année 1900.

Revue médicale. — Réaction du système nerveux à l'intoxication bacillaire. Application clinique au diagnostic précoce des formes larvées de la pré-tuberculose. Année 1900, p. 149.

Quénu et Baudet. — La tuberculose primitive de la rate. *Revue de gynécol. et de chirurg. abdominale*, 1898.

Brault (A.). — Tuberculose rénale. Traité de médecine Bouchard, t. V, chap. xviii.

Revilliod (L.). — De l'action de quelques maladies aiguës sur la tuberculisation. *Th.*, Paris, 1865.

Paul (C.). — De l'antagonisme en pathologie et en thérapeutique. Paris, 1866.

Leudet. — Phtisie pulmonaire et bacille tuberculeux. Communication faite à la *Soc. de médecine de Paris*, le 27 décembre 1890.

Gaillard. — Les pleurésies providentielles. *Semaine médicale*, 1897.

— Hydropneumothorax tuberculeux. Guérison spontanée. Symphyse pleurale, 17 décembre 1897.

Petit (L.-H.). — Sur les longues trêves de la tuberculose pulmonaire et sur le réveil de celle-ci sous l'influence de la grippe. *Bulletin de l'acad. de médecine.* Belgique, XI, p. 578.

Revilliod (L.). — *Cong. français de médecine*, 4e session. Montpellier, 1898. Des formes cliniques de la tuberculose pulmonaire considérée au point de vue de la guérison spontanée.

Bard (L.). — Des formes parenchymateuses de la tuberculose pulmonaire. *Congrès de médecine de Montpellier*, 4e session, 1898.

Grancher. — *Bull. méd.*, 1895.

Bulletin mensuel des sanatoriums populaires et des Sociétés de bienfaisance fondés en France pour la lutte anti-tuberculeuse et l'assistance aux tuberculeux pauvres. Année 1902.

Ribard (Dr E.). — La tuberculose est curable. Préface de M. le Dr M. Letulle, 2e édit., 1900, 1re partie, chap. ii.

Raviart (G.). — Les tubercules des pédoncules cérébraux, 1900.

LANDOUZY et SERSIRON (G.). — Armement antituberculeux. Cure des atteints de tuberculose, maladie de misère, contagieuse, évitable, curable, 1901.

GRILLOT (Dr H.). — Lutte contre la tuberculose. Sanatorium français, 1901.

PUJADE (Dr). — La cure pratique de la tuberculose, 1900.

LETULLE (Dr M.). — Anatomie pathologique. Cœur. Vaisseaux; Poumons, 1897, 2e partie, chapitre x : Tuberculose pulmonaire.

PIERRUGUES (C.). — Le phtisique parisien à l'hôpital, 1898.

ROUSSEAU (Dr Const.-K.). — La phtisie sous un nouveau jour. Collection de l'Institut polyglotte de Genève, 1901.

JAKOB LÉTIENNE CART. — Atlas manuel de diagnostic clinique, 1899, p. 160.

Traité de médecine de CHARCOT. — Notes sur les expériences de Von Ziemessen, Ollivier et Loomis. Article : Phtisie pulmonaire.

LAËNNEC. — Traité de l'auscultation médiate. Édit. de 1819, 1826, 1837 et 1879.

GRANCHER. — Maladies de l'appareil respiratoire. Paris, 1890.

QUIDET (Léon). — Essai historique sur les indices du début de la tuberculose pulmonaire. *Thèse*, Paris, 1898.

Bulletin mensuel de l'œuvre des enfants tuberculeux. — Numéro de décembre 1897 : « *Les tuberculeux célèbres* ».

COPPÉE (François). — Discours prononcé à l'assemblée générale de l'œuvre des enfants tuberculeux, tenue en 1895, sous la présidence du poète.

PÉAN. — Leçon d'adieux à l'hôpital Saint-Louis.

Congrès de la tuberculose. — Comptes rendus des différents Congrès.

DAREMBERG. — *Cong. de la tuberculose*, 1888.

CORNIL. — La kariokynèse dans la tuberculose. Études sur la tuberculose, 1887.

METCHNIKOFF. — *Ann. de l'Inst. Pasteur*, 1889.

DIEULAFOY. — Manuel de pathologie interne, 7e édition, 1894, t. I.

Debove. — Leçons sur la tuberculose parasitaire. Paris, 1884.

Brissaud. — Tuberculoses locales. *Arch. de méd.*, août et septembre 1880.

Déjerine. — Recherche du bacille de Koch. *C. R. des séances de la Soc. de biol.*, 1884, n° 30.

Strauss (P.). — Traité de médecine et de thérapeutique par P. Brouardel et Gilbert. Paris, 1896, t. III.

De Lavarenne (Dr). — De l'alcoolisme et de la tuberculose. Commission de la tuberculose. Rapport XVI, p. 278.

Ann. d'hyg. publique et de méd. légale, 1901, t. XLV, p. 193. — Rapport du Dr de Lavarenne.

Sersiron (Dr G.). — Les phtisiques adultes et pauvres. *Thèse*, Paris, 1898.

Letulle (Dr M.). — Anatomie pathologique. Cœur. Poumons. Article: Tuberculose pulmonaire, édit. 1900.

Publications allemandes.

Sticker (G.). — Zur Diagnose der angeborenen Schwindsuchtsanlage. *Münch. med. Wochenschr.*, 19 août 1902.

Bachmann. — Die geschichtliche Entwickelung des Neugalenismus und die Lungentuberkulose im Lichte derselben. *Deutsche Med. Zeitung*, 6-10-13-17 et 20 mars 1902.

Menzi (H.). — Beitrag zur Züchtung und zur Biologie des Tuberkelbacillus. *Zeitsch. f. Hyg. und. Infectionskr.*, XXXIX, 3, 1902.

Weichselbaum (A.). — Der gegenwärtige Stand der Lehre von der Entstehung und der Verhütung der Tuberculose. *Wien. klin. Wochensch.*, 10 et 17 avril 1902. L'état actuel de nos connaissances sur la pathogénie et la prophylaxie de la tuberculose.

Manasse. (P). — Heilung der Lungentuberkulose. Berlin, 1891.

Weber. — Hygienische und klimatische Behandlung der chronischen Lungenschwindsucht. Berlin.

Kurrow. — *Arch. f. klin med.*, 1889, t. XLIV, p. 5-6.

E. SCHLENKER. — *Arch. für path. und Physiol.* (Dir Wirschow).

WESBERGE. — In *Revue der Tuberkulose*, 1893.

Publications anglaises.

CARSWELL. — Pathological Anatomy. Londres, 1828.

H. WEBER. — *Croonian Lectures on chronic pulmonary phtisio.* Londres, 1885.

PEACOCK. — *British and Foreign medico-chirurg. Review*, janvier 1860.

TABLE DES MATIÈRES

CHARTRES. — IMPRIMERIE DURAND, RUE FULBERT.

CHARTRES. — IMPRIMERIE DURAND, RUE FULBERT.

www.ingramcontent.com/pod-product-compliance
Ingram Content Group UK Ltd.
Pitfield, Milton Keynes, MK11 3LW, UK
UKHW021047230726
13926UKWH00004B/1708